밸런스 역노화

밸런스 역노화

겉과 속을 함께 젊게, 한국형 항노화 전략

박상훈 · 오한진 · 김한나 지음

상상출판

Part 3. 과학 기반 항노화 전략

아름다움은 결국 건강에서 나온다

저는 성형외과 의사로서 오랜 시간 수많은 환자를 만났습니다. 환자들이 제 진료실 문을 두드리는 가장 큰 이유는 외모에 대한 고민이었습니다. 주름을 펴고 싶다, 처진 얼굴선을 다시 살리고 싶다, 칙칙해진 피부를 맑게 하고 싶다… 저마다 사연은 달랐지만, 거울 속에 비친 나이의 흔적을 조금이라도 되돌리고 싶은 마음만은 모두 같았습니다.

그런데 저는 진료실에서 늘 같은 장면을 목격했습니다. 수술이나 시술이 끝나고 겉모습은 분명 달라졌는데, 환자의 표정은 여전히 지쳐 있던 것입니다. 피부는 젊어졌지만, 몸과 마음은 여전히 피곤해 보였습니다. 어떤 분은 이렇게 말씀하시기도 했습니다.

"선생님. 얼굴은 좋아졌는데, 회사 동료들은 저보고 여전히 피곤해 보인다고 하네요."

그순간 저는 깨달았습니다. 겉모습만 바꿔서는 충분하지 않다는 것을요. 진정한 젊음은 외면이 아닌 내면의 건강에서 비롯되었습니다. 이 깨달음은 제 진료의 방향을 근본적으로 바꿔 놓았습니다. 또한 저희 병원에서 성형외과와 더불어 항노화센터가 문을 여는 계기가 되었습니다. 외모를 가꾸는 것과 동시에, 몸과 마음을 회복하는 통합적인 접근이 필요하다고 확신했기 때문입니다.

그 과정에서 BaaHBeauty as a Health라는 개념을 만들었습니다. 아름다움은 단순히 외형이 아니라, 건강이 바탕이 될 때 비로소 완성된다는 철학입니다. 시술이나 수술로 당장 아름다워질 수는 있겠지만, 건강이 받쳐 주지 않는다면 꾸준히 지속하기는 어렵습니다. 지속 가능한 아름다움을 유지하는 가장 좋은 방법은 건강입니다. 특히 중년 이후의 아름다움은 더욱 그렇습니다. 활력 있는 몸, 생기 있는 표정, 균형 잡힌 생활 습관이야말로 진정한 아름다움의 토대입니다.

이 책은 그 여정을 담았습니다. 제가 환자들과 함께 고민하고, 최신 과학을 공부하며, 스스로도 중년의 시간을 지나면서 깨달은 내용을 정리한 기록입니다.

책은 크게 네 부분으로 나뉩니다.

· Part 1. 왜 '밸런스 역노화'인가?

노화의 과학적 정의와 생체 나이, 후성유전학적 시계, 항
노화 전략의 기본 축과 '역노화'의 가능성을 소개합니다.

· Part 2. 노화와 함께 오는 질병들

갱년기 증후군, 비만, 면역 저하, 만성 염증, 불면·우울·무
기력, 피부 노화 등 중년 이후 누구나 겪는 문제들을 노화와
질병의 연결 고리라는 관점에서 풀어 냅니다.

· Part 3. 과학 기반 항노화 전략

혈장교환술, 줄기세포, 엑소좀, NAD$^+$ 수액 등 최신 의학적
개입을 소개합니다. 성형외과적 시술과 항노화 치료가 어떻
게 결합할 수 있는지를 다룹니다.

· Part 4. 미래를 여는 밸런스 역노화

독자가 스스로 노화 상태를 점검하고, 진단부터 치료, 생

활 습관 교정까지 고려한 맞춤형 루틴을 설계해, 균형 잡힌 노화를 준비할 수 있도록 안내합니다.

이 책을 통해 저는 독자 여러분께 이런 메시지를 전하고 싶습니다.

"노화는 누구에게나 찾아오는 자연스러운 과정입니다. 하지만 어떻게 늙어갈지, 그 과정을 어떤 태도로 맞이할지는 우리 스스로 선택할 수 있습니다."

단순히 겉모습의 젊음을 붙잡는 것이 아니라, 내면의 건강과 삶의 균형 속에서 진정한 아름다움을 발견하는 여정. 그것이 바로 이 책에서 말하는 '밸런스 역노화'입니다. 나이 듦을 두려워하거나 거부하는 대신, 지혜롭게 받아들이면서도 활력과 아름다움을 잃지 않는 길. 이 책이 그 길을 함께 걸어가는 동반자가 되기를 바랍니다.

Part 1.

왜 '밸런스 역노화'인가?

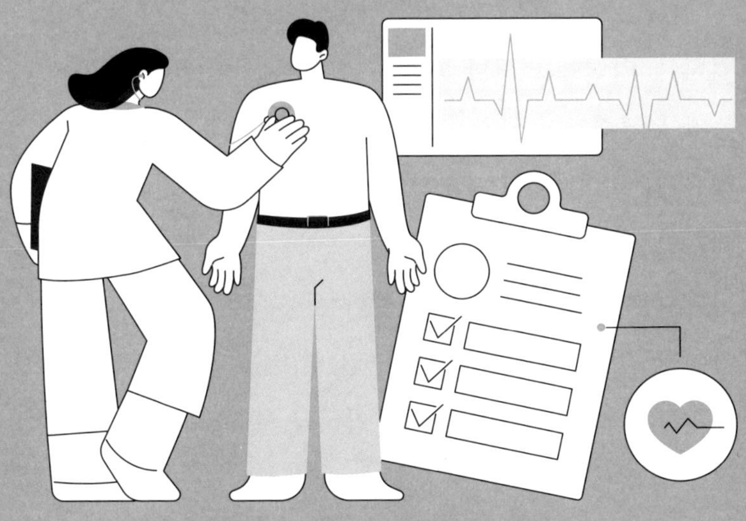

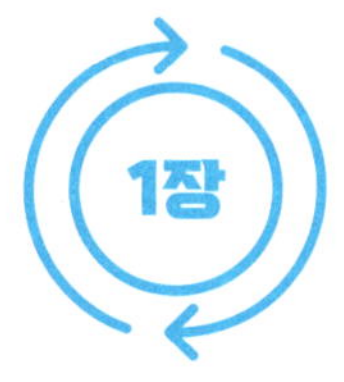

우리는 왜 늙는가
노화에 대한 과학적 이해

거울 앞에서 화들짝 놀란 경험, 누구에게나 한 번쯤 있을 겁니다. 아침에 면도나 화장을 하다가 문득 '어? 언제 이렇게 눈가에 잔주름이 생겼지?' 하는 생각이 든 적 말입니다. 또는 예전에는 밤을 새워도 끄떡없던 몸이 이제는 저녁 10시만 넘어가면 '집에 가자.' 하고 신호를 보내는 걸 느낀 적도 있을 겁니다. 심지어는 '나는 아직 스물다섯 청춘 같은데…' 싶다가도, 아이가 "아빠, 요즘은 그런 거 안 입어!"라는 한마디를 던질 때, 우리는 그제야 현실을 직면합니다. 바로 노화라는 생물학적 현실 말입니다.

그런데 재미있는 사실은, 노화는 누구나 겪는 지극히 자연스러운 현상인데도 정작 "왜 늙는가?"라는 질문에는 명쾌한 답을 내놓기가 쉽지 않다는 점입니다. "나이가 드니 당연히 늙지."라는 식의 설명은 그저 현상을 되풀이하는 말일 뿐, 과학적인 해답이라고 할 수는 없으니까요.

단순히 숫자의 문제가 아니다

주민등록증상의 나이는 숫자에 불과합니다. 누군가는 70세에 마라톤을 뛰고, 누군가는 50세에도 계단 오르기가 힘들다고 하소연합니다. 왜 이런 차이가 생기는 걸까요? 우리가 흔히 말하는 '동안'이나 '노안'도 마찬가지입니다. 동창회에 가 보면 어떤 친구는 여전히 대학 시절 모습 그대로인데, 어떤 친구는 이미 '이모님', '아저씨' 소리를 들을 정도로 세월의 흔적이 엿보입니다. 즉, 노화는 단순히 태어난 해로만 설명되지 않는다는 걸 알 수 있습니다.

노화란 사실 세포와 조직, 장기의 기능이 시간이 지남에 따라 점차 저하되는 과정입니다. 즉, 몸속에서 분자·세포 단위의 작은 변화들이 쌓이고 쌓여 눈가 주름, 흰머리, 관절의 삐걱거림으로 드러나는 것이죠.

자동차와 휴대폰으로 보는 노화

자동차를 떠올려 봅시다. 새 차일 때는 시동도 잘 걸리고 액셀만 밟아도 부드럽게 나아갑니다. 하지만 10년, 20년이 지나면 어떨까요? 엔진 오일을 갈고, 브레이크 패드를 바꿔도 처음 같은 매끈한 주행감을 느끼기는 어렵습니다. 부품 하나하나가 시간이 지나며 닳기 때문이죠. 우리 몸도 크게 다르지 않습니다. 세포는 계속 분열하고 교체되지만, 그 과정에서 작은 오류가 생기고 손상된 세포가 쌓입니다. 결국 '새 차 같은 성능'과는 점점 멀어집니다.

또는 휴대폰을 떠올릴 수도 있습니다. 처음 샀을 때는 배터리가 하루 종일 가지만, 2~3년 지나면 점심만 지나도 충전기를 찾게 되죠. 소프트웨어 업데이트가 반복되면서 기기는 점점 느려지고, 최신 기능을 지원하지 못합니다. 우리의 DNA와 세포도 이와 비슷하게 시간이 지나며 '업데이트 오류'와 '배터리 소모'를 겪는 셈입니다.

노화는 피할 수 없다, 그러나…

"그럼 결국 다 늙고 병드는 건 어쩔 수 없다는 건가요?"라고 물을 수 있습니다. 맞습니다. 노화 자체를 완전히 멈추거나 시간을 거꾸로 돌리는 일은 사실상 아직 불가능합니다. 하지만 중요한 점은 노화의 속도를 조절할 수 있다는 것입니다. 어떤 사람은 80세에도 정정하게 지내는 반면, 어떤 사람은 60세에 이미 노쇠해지는 이유가 바로 여기에 있습니다.

최근 과학은 노화를 피할 수 없는 '숙명'이 아니라 개입 가능한 과정으로 바라봅니다. 실제로 생활 습관, 식습관, 수면의 질, 운동, 스트레스 관리 같은 요소가 세포 수준에서 유전자 발현을 바꾸고, 그 결과 생체 나이를 앞당기거나 늦출 수 있다는 사실이 속속 밝혀지고 있습니다.

노화를 이해해야 하는 이유

과학자들은 노화를 '세포와 조직의 기능이 점진적으로 저하되는 과정'으로 정의합니다. 이 과정은 유전적 요인과 환경적 요인이 복합적으로 작용해 발생합니다. 예컨대 부모에게서 물려받은 유전자가 노화의 기본 '설계도'를 제공한다면, 우리가 어떤 환경에서 어떻게 살아가느냐는 그 설계도가 실제로 얼마나 빠르게 낡아가는지를 결정합니다. 결국 같은 설계도를 가지고 있어도 관리 상태에 따라 건물이 오래 유지되기도, 빨리 무너지기도 하는 것이죠.

노화 연구는 단순히 젊음을 오래 유지하기 위해서만 중요한 게 아닙니다. 치매, 심혈관 질환, 암, 당뇨 같은 대부분의 만성 질환은 결국 노화를 배경에 깔고 있습니다. 이는 노화를 늦추는 것이 단순히 젊어 보이는 차원을 넘어, 질병을 예방하고 건강 수명을 늘리는 가장 근본적인 전략이 될 수 있다는 뜻입니다.

이 장에서는 앞으로 다음 내용을 중점적으로 살펴볼 것입니다.

1. 노화란 무엇인가
2. 노화는 왜 일어나는가
3. 과학자들은 노화를 어떻게 정의하고 연구하는가

혹시 지금 이 글을 읽으며 '에이, 나랑은 아직 상관없는 이야기지.' 하고 생각하셨다면, 잠깐만요. 노화는 우리가 숨 쉬고 살아가는 그 순간부터 이미 시작되었습니다. 다만 그 속도를 늦추고, 때로는 되돌릴 수 있는 열쇠가 어디 있는지 알아가는 과정이 바로 이 책이 전하려는 이야기입니다.

노화의 과학적 정의: 로페즈-오틴의 9가지 특징

스페인의 과학자 로페즈-오틴Lopez-Otin은 2013년, 노화의 생물학적 특징을 9가지로 정리하며 항노화 과학의 큰 틀을 제

시했습니다. 단어만 보면 어렵지만, 하나씩 풀어 보면 모두 우리가 일상에서 느끼는 '늙음의 징후'와 연결됩니다.

유전체 불안정성(Genome Instability)

우리 몸의 설계도인 DNA는 시간이 지나면서 손상과 오류가 쌓입니다. 마치 오래된 책이 여기저기 찢어지고 번지는 원리와 같습니다.

텔로미어 소모(Telomere Attrition)

염색체 끝에 있는 텔로미어는 신발끈 끝의 플라스틱 마감처럼 DNA를 보호합니다. 그런데 나이를 먹을수록 이 끝부분이 점점 닳아 없어집니다. 즉, 세포의 수명이 줄어듭니다.

후성유전적 변화(Epigenetic Alterations)

같은 유전자라고 하더라도 환경과 습관에 따라 유전자 발현 방식이 달라집니다. 같은 재료여도 요리법에 따라 전혀 다른 음식이 되고 다른 맛이 나는 원리와 비슷합니다.

단백질 항상성 붕괴(Loss of Proteostasis)

우리 몸에서 단백질은 끊임없이 만들어지고 분해됩니다.

이 과정에서 균형이 온전하게 유지되어야 합니다. 균형이 무너지면 잘못 접힌 단백질이 쌓여 알츠하이머 같은 질환으로 이어집니다.

영양소 감지 기능 이상(Deregulated Nutrient Sensing)

세포는 언제 에너지를 쓰고 언제 쓰지 않고 저장해야 할지 민감하게 감지합니다. 하지만 나이가 들면 이 감지 센서가 고장 나 혈당 조절이나 대사에 조금씩 문제가 생깁니다.

미토콘드리아 기능 장애(Mitochondrial Dysfunction)

미토콘드리아는 '세포 속 발전소'입니다. 나이가 들면 전기 생산량이 줄고, 불량 전기가 생겨 세포가 쉽게 지칩니다. 자연스럽게 피로감이 생기고 노화가 진행됩니다.

세포 노화(Cellular Senescence)

세포가 일정 횟수 이상 분열하고 나면 더 이상 일을 하지 않고 '퇴직자'처럼 남아 있게 됩니다. 문제는 이 은퇴 세포들이 주변에 좋지 않은 신호를 내뿜어 옆에 있던 다른 세포까지 늙게 만든다는 점입니다.

줄기세포 고갈(Stem Cell Exhaustion)

줄기세포는 손상된 조직을 복구하는 '예비 인력'입니다. 그런데 나이가 들수록 이 인력이 줄어들어, 상처 회복 능력이나 장기 재생 능력이 떨어집니다.

세포 간 신호 교란(Altered Intercellular Communication)

세포끼리 정보를 주고받는 네트워크가 혼란스러워집니다. 일종의 '오작동한 단체 채팅방'이 되어 버리는 겁니다. 이때 면역 과잉 반응이나 만성 염증 같은 문제가 생깁니다.

이 아홉 가지는 따로 떨어져 있지 않으며 서로 영향을 주고받습니다. 예를 들어, DNA 손상이 쌓이면 줄기세포가 줄고, 미토콘드리아가 망가지면 세포 노화가 가속화됩니다. 중요한 점은 이 중 일부는 생활 습관이나 의학적 개입으로 조절할 수 있다는 사실입니다. 그래서 요즘은 노화를 늦추고 때로는 되돌리는 과학적 길을 탐구하고 있습니다.

생체 나이와 역노화 가능성

솔직히 말해 저도 처음에는 '역노화Reverse Aging라니, 이게 말이 되나?' 하는 의심부터 들었습니다. 나이가 들면 주름이 생기고, 흰머리가 늘어나는 게 당연한데 어떻게 나이를 거꾸로 돌릴 수 있다는 걸까요? 그런데 노화를 단순히 '나이 숫자'가 아니라 몸의 기능 변화로 정의하면 이야기가 달라집니다.

예를 들어, 건강 검진을 받을 때 이런 말을 들어본 적 있을 겁니다. "실제 나이는 55세인데, 혈관 나이는 48세로 나오네요." 혹은 반대로, "아직 40대인데, 간이나 폐 나이는 50대 수준입니다." 이런 표현은 단순한 비유가 아니라, 실제로 병원과 연구 기관에서 장기나 세포의 기능적 나이, 즉 생체 나이 Biological Age를 측정할 수 있다는 뜻입니다.

생체 나이는 세포와 조직이 실제로 얼마나 건강하게 작동하는가를 보여 주는 지표입니다. 같은 50세라도 어떤 사람은 혈관이 40대처럼 말랑말랑하고, 어떤 사람은 60대처럼 딱딱해져 있을 수 있습니다. 이 차이를 만드는 것은 유전적인 요인뿐 아니라 생활 습관, 스트레스 수준, 수면의 질, 식사 패턴, 염증 정도 등 우리가 매일 쌓아 가는 환경적 요소입니다.

그렇다면 질문이 생깁니다. "생체 나이를 실제 나이보다 젊게 만들 수 있을까?" 답은 "예, 가능합니다."입니다. 이미 여러 연구에서 운동, 식단 개선, 규칙적인 수면, 스트레스 관리, 특정 의학적 개입을 통해 생체 나이를 실제 나이보다 낮추거나, 더 나아가 줄이는 사례가 보고되고 있습니다.

예를 들어, 60세인데 혈관 상태가 50세, 뼈 건강이 45세로 유지된다면 몸은 여전히 왕성하게 움직일 수 있습니다. 반대로 불규칙한 생활과 과음, 흡연, 수면 부족이 이어진다면 40대에도 생체 나이가 55세 이상으로 높아질 수 있습니다.

우리가 추구해야 할 것

'역노화'라는 말은 시간을 거꾸로 돌린다기보다는, 세포와 조직의 노화 속도를 늦추고 때로는 기능을 회복해 실제 나이보다 젊은 몸을 유지하는 것을 의미합니다. 단순히 젊어 보이는 외모의 문제가 아니라, 삶의 질과 직결되는 문제입니다.

생체 나이가 실제 나이보다 낮다면 질병 위험이 낮아지고, 에너지가 넘치며, 하고 싶은 일을 오래 즐길 수 있습니다. 반면 생체 나이가 실제 나이보다 높다면 만성 질환 위험이 커지고, 활력이 떨어지며, 삶의 만족도 역시 낮아집니다.

결국 우리가 추구해야 할 것은 역노화의 삶입니다. 이는 '늙음을 막자'가 아니라, '더 건강하고 활기차게 오래 살자'라는 긍정적인 선언입니다. 과학은 그 방법을 하나씩 찾아내고 있으며, 우리의 선택과 생활 습관이 결과를 좌우합니다.

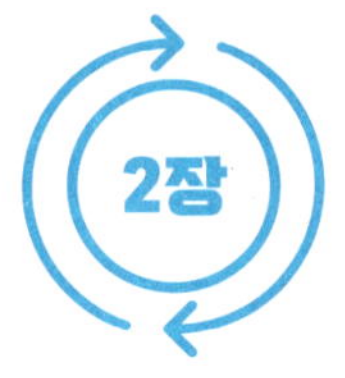

후성유전학과 생체 나이
유전은 운명이 아니다

많은 사람이 '유전이 모든 것을 결정한다'고 생각합니다. 하지만 최신 과학은 조금 다른 이야기를 합니다. 유전자 자체보다 그 유전자가 실제로 얼마나, 어떻게 발현되느냐가 더 중요하다는 것입니다. 바로 이 과정을 설명하는 개념이 '후성유전학Epigenetics'입니다. 즉, DNA라는 설계도는 같아도 그것을 읽고 실행하는 방식은 생활 습관과 환경에 따라 완전히 달라질 수 있다는 의미입니다.

예를 들어, 똑같은 유전자를 공유하는 일란성 쌍둥이라도 한 명은 건강하게 장수하고, 다른 한 명은 여러 질병에 시

달릴 수 있습니다. 두 사람이 살아온 식습관, 운동, 수면, 스트레스 관리 방식이 달라서 유전자의 '켜짐과 꺼짐'이 다르게 조절되기 때문입니다. 이것이 바로 후성유전학의 힘입니다.

후성유전학은 DNA 염기 서열이 변하지 않아도 유전자의 발현 방식이 달라질 수 있음을 의미합니다. 쉽게 말해, 책의 글씨(유전자)는 그대로인데, 책갈피를 어디에 꽂아 두는지, 밑줄을 어디에 긋는지, 책을 얼마나 자주 읽는지에 따라 책이 담고 있는 내용이 달리 활용되는 것과 같습니다.

환경이 만드는 후성유전학적 변화

후성유전학적 변화는 여러 메커니즘을 통해 일어납니다. 대표적인 후성유전학적 메커니즘은 다음과 같습니다.

DNA 메틸화(DNA Methylation)

DNA의 특정 부위에 메틸기라는 화학 물질이 붙어 유전자가 꺼지거나 약하게 발현됩니다. 이는 일종의 '스위치' 역할을 합니다.

히스톤 변형(Histone Modification)

DNA는 히스톤이라는 단백질에 감겨 보관됩니다. 이때 히스톤이 화학적으로 변형되면 DNA가 얼마나 단단히 감겨 있는지가 달라져, 유전자가 쉽게 발현되거나 억제됩니다.

비암호화 RNA(Non-Coding RNA)

직접 단백질을 만들지는 않지만, 다른 유전자의 발현을 조절하는 RNA들이 있습니다. 이들은 마치 지휘자처럼 여러 유전자의 활동을 조율합니다.

이러한 후성유전학적 메커니즘은 유전적으로 정해졌기나 고정되어 있지 않습니다. 삶의 방식과 환경에 따라 끊임없이 변합니다. 우리가 매일 하는 선택(식습관, 운동 빈도, 수면의 질, 스트레스 관리, 술과 담배 같은 생활 습관)이 바로 유전자의 발현 패턴을 바꿉니다.

후성유전학은 우리에게 중요한 메시지를 전달합니다.
"유전자는 바꿀 수는 없지만, 그 유전자의 운명을 바꾸는 열쇠는 우리가 선택하는 생활 습관이다."

생체 나이를 측정하는 후성유전학적 시계

최근에는 DNA 메틸화(CpG 부위의 메틸기 부착) 패턴을 통계·

기계 학습으로 해석하여 후성유전학적 시계Epigenetic Clock를 구축하는 기술이 빠르게 발전하고 있습니다. 사람마다 연령이 높아질수록 특정 CpG의 메틸화 정도가 일관되게 변하는데, 이 신호들을 조합하면 '연대기적 나이(주민등록 나이)'와는 별개인 생물학적 나이DNAmAge를 추정할 수 있습니다. 생물학적 나이가 실제 나이보다 높으면 '노화 가속Aging Acceleration', 낮으면 '노화 지연'이라고 해석합니다.

이 시계는 (1)질병 위험의 조기 예측, (2)항노화 중재(생활습관 교정, 약물, 시술 등)의 효과 모니터링, (3)임상 연구의 대리지표Surrogate Endpoint 탐색 등에 활용됩니다.

생체 시계가 어떻게 작동하는지 조금 더 이해하기 쉽게 풀어 보겠습니다. 우선 이 시계들을 분류할 때 '무엇을 기준으로 학습했느냐'를 기준으로 세대를 나눕니다. 초기의 1세대 시계는 단순히 '사람의 실제 나이(연대기적 나이)를 얼마나 정확하게 맞힐 수 있을까?'를 목표로 만들었습니다. 예를 들어, 생일 기준으로 50세인 사람의 DNA 데이터를 넣었을 때, 결과가 49~51세로 나올 정도로 실제 나이를 잘 맞힙니다. 하지만 시간이 지나면서 연구자들은 단순히 나이를 맞히는 것보다 더 중요한 것이 있다는 사실을 깨달았습니다. 그것은 바로 앞으로 어떤 질병에 걸릴 위험이 있는지, 수명이 얼마나 남아 있는지를 예측하는 일이었습니다. 그래서 2세대 시계는 '나이가 몇 살인가'보다 '건강과 수명을 얼마나 잘 예측하는가'에 더욱 초점을 맞추었습니다.

그렇다면 이런 시계는 어떤 값을 주는 걸까요? 가장 기본적으로는 DNA 메틸화 패턴을 기반으로 계산된 'DNAmAge', 즉 생체 나이를 알려 줍니다. 또 어떤 시계는 노화의 속도를 수치로 보여 주기도 하는데, 1년에 평균적으로 1살씩 늙는 게 정상이라면, 어떤 사람은 1.2살씩 늙고(빠른 노화), 또 다른 사람은 0.9살씩 늙는(느린 노화) 식으로 표현합니다.

여기서 중요한 지표가 바로 'AgeAccel'입니다. 이는 DNA로 계산된 나이DNAmAge에서 실제 나이를 뺀 값입니다. 이 값이 0보다 크면 실제 나이보다 더 빨리 늙고 있다는 뜻이고, 0보다 작으면 오히려 또래보다 느리게 늙고 있다는 신호입니다. 또한 혈액 속 면역 세포의 구성이 노화 시계 값에 영향을 줄 수도 있습니다. 따라서 이 영향을 제거하거나IEAA 오히려 따로 떼어 내서 면역 노화만 본 값EEAA도 함께 쓰입니다.

그렇다면 이 시계를 만들 때 어떤 검체를 사용할까요? 대부분은 '혈액 DNA'를 기본으로 사용하지만 피부나 타액, 특정 조직으로도 적용 가능한 시계들이 있습니다. 다만 모든 시계가 모든 조직에 똑같이 적용되는 것은 아니기 때문에 어떤 시계를 쓰느냐에 따라 검사 부위가 달라집니다.

결국 생체 시계란, DNA에 새겨진 노화의 흔적을 읽어 내는 도구입니다. 이를 통해 단순히 '당신은 지금 몇 살처럼 보입니다.'라는 대답을 넘어서, '당신은 또래보다 빠르게 늙고 있는가, 아니면 더 천천히 늙고 있는가?', '현재 생활 습관이 건강에 어떤 영향을 주고 있는가?'를 보여 주는 것이죠. 따라서 생체 시계는 개인의 노화 속도를 조절하거나 치료 효과를 추적하는 데 점점 더 널리 쓰이고 있습니다.

✅ 대표적인 후성유전학적 시계

호바스 시계(Horvath Clock)(2013, 1세대)

● 핵심: 여러 조직에서 공통적으로 변하는 353개 CpG를 이용한 다조직 범용 시계입니다.

● 장점: 혈액·피부·간·뇌 등 다양한 조직에서 비교적 안정적인 추정이 가능합니다.

● 변형: 피부·혈액 정확도를 높인 Skin & Blood 변형이 실무에서 빈번하게 쓰입니다.

● 활용: 전신적 노화 경향의 기준점을 잡거나 다른 시계와 비교할 때 기준으로 활용됩니다.

해넘 시계(Hannum Clock)(2013, 1세대)

● 핵심: 혈액 특화 시계입니다(약 71개 CpG).

● 장점: 말초 혈액에서 연대기적 나이를 정밀하게 추정할 수 있습니다.

● 특징: 면역 세포 구성 변화의 영향을 비교적 더 많이 반영합니다. 그렇기 때문에 염증·감염·흡연 등에 보다 민감할 수 있습니다.

그림에이지 시계(GrimAge Clock)(2019, 2세대)

● 핵심: 연대기적 나이가 아니라 사망·질병 위험(특히 전체 사망률, 심혈관·폐질환 위험)을 가장 잘 예측하도록 설계되었습니다.

● 방법: 흡연 노출(팩이어)의 메틸화 대리 표지와 여러 혈장 단백질의 메틸화 대리 표지(예: ADM, B2M, Cystatin C, GDF15, PAI-1, TIMP-1 등)를 조합해 'GrimAge'를 산출합니다.

● 장점: 임상적으로 '예후 예측력'이 뛰어나 항노화 개입의 위험 감소 효과를 민감하게 포착합니다.

● 주의: 흡연·염증·대사 이상과 같은 요인의 변화에 매우 민감하므로, 해석 시 임상 정보를 함께 확인해야 합니다.

<u>더나든페이스 시계</u>(DunedinPACE Clock)(2021, 속도 지표)

● 핵심: 단순히 '나이가 몇 살처럼 보이는지'를 추정하는 것이 아니라 '노화 속도가 1년에 몇 년 분량으로 진행되는지'를 보여 주는 시계입니다.

● 방법: 뉴질랜드 Dunedin 출생 코호트를 수십 년간 추적한 데이터를 기반으로 개발되었습니다. DNA 메틸화 패턴을 통해 19가지 생리적 시스템의 변화 속도를 반영합니다.

● 장점: 결과가 직관적입니다. 예를 들어, PACE=1.05라면 '매년 1.05년씩 늙는다(즉 5% 가속)'는 의미이고, PACE=0.95라면 '매년 0.95년씩 늙는다(즉 5% 감속)'는 의미입니다.

● 활용: 단기간(수개월~1년)의 생활 습관 변화나 항노화 개입 효과를 평가할 때 가장 민감하게 반응하는 지표로 주목받습니다.

● 주의: 속도 개념이므로 '현재 나이'보다는 '앞으로의 진행 방향'을 보여 줍니다. 따라서 다른 시계와 함께 해석하는 것이 권장됩니다.

✓ 어떤 시계를 언제 쓰면 좋을까?

노화 시계라고 해서 다 같은 것은 아닙니다. 각 시계의 강점이 다르므로 '어떤 상황에서 무엇을 알고 싶은가'에 따라 그에 맞는 시계를 선택해야 합니다. 건강 검진을 받을 때도 어떤 사람은 혈압이 궁금하고, 어떤 사람은 혈관 나이나 체지방률을 아는 게 더 중요하듯, 노화 시계도 각 시계마다 쓰임새가 다릅니다.

기본 상태를 알고 싶을 때

→ 호바스 시계(Horvath Clock)

건강 검진을 처음 받으면 키·몸무게·혈압 같은 기본 수치를 먼저 검사하듯, 호바스 시계는 신체 전반의 '기본 노화 수준'을 알려 줍니다. Skin & Blood 버전은 특히 피부와 혈액을 기준으로 보기 때문에 뷰티·피부 관리 쪽에 더 적합합니다.

앞으로의 위험을 미리 보고 싶을 때

→ 그림에이지 시계(GrimAge Clock)

자동차 정기 검사에서 '이대로 타면 몇 년 안에 대대적인 수리가 필요할 수 있다'는 경고를 받는 것과 비슷합니다. 그림에이지 시계는 단순히 몇 살처럼 보이느냐가 아니라, 향후 심장병·폐 질환·조기 사망 위험 같은 '미래 리스크'를 비교적 잘 예측합니다. 또한 생활 습관 교정이나 금연, 체지방 감량, 혈당·콜레스테롤 관리 효과도 민감하게 잡아 냅니다.

효과가 있는지 보고 싶을 때

→ 더나든페이스 시계(DunedinPACE Clock)

다이어트나 운동 프로그램을 시작했는데 '지금 이게 제대로 효과를 내고 있는 걸까?' 확인하고 싶을 때, 더나든페이스 시계를 활용하면 가장 직관적인 답을 얻을 수 있습니다. 1.0이 '나이에 맞게 늙는 속도'라면, 0.95는 매년 5% 덜 늙는다는 뜻입니다. 즉, 몸이 '시간을 조금 천천히 쓰고 있다'는 것이죠.

피부·동안·외모에 관심이 있을 때

→ 호바스 피부 혈액 시계(Horvath Skin and Blood Clock)

평소 주름, 탄력, 피부 톤을 신경 쓰는 분이라면 이 시계가 유용합니다. 호바스 피부 혈액 시계는 동일인 반복 측정에서 변동이 적어, 뷰티·항노화 시술의 효과를 보는 데 적합합니다.

✅ 검사할 때 알아 두면 좋은 점

검사할 때는 다음 사항을 기억해 두면 좋습니다.

자주 검사할 필요는 없다

몸의 변화는 단기간에 확인할 수 있을 정도로 빠르게 일어나지 않습니다. 1년 정도 간격으로 추세를 보는 게 좋습니다.

컨디션이 나쁠 때는 피하자

감기에 걸렸을 때, 과음한 다음 날, 과도한 스트레스를 받은 직후 등 컨디션이 나쁠 때 검사하면 결과가 실제보다 안 좋게 나올 수 있습니다. 건강 검진 전날처럼 몸 상태를 평소와 같이 유지하는 게 중요합니다.

한국인 데이터가 있는지 확인하자

많은 시계가 서양인 데이터를 기반으로 만들어졌습니다. 따라서 한국인을 위한 참조 값이 있는 검사법을 선택하면 결과 해석을 더욱 신뢰할 수 있습니다.

✅ 결과는 이렇게 해석하면 된다

AgeAccel +3년

"당신의 생체 나이가 실제 나이보다 3년 빠릅니다."

→ 생활 습관(체중, 혈압, 혈당, 수면, 흡연 여부 등)을 조정하면 충분히 되돌릴 수 있다는 신호입니다.

GrimAge 가속

"현재 상태로는 향후 심장·혈관 질환이나 조기 사망 위험이 높습니다."

→ 지금부터라도 금연, 수면 개선, 고혈압·고지혈증 관리 등 위험 요인을 집중 관리해야 합니다.

DunedinPACE = 0.95

"매년 5% 덜 늙고 있습니다."

→ 현재 생활 습관이 잘 맞는다는 뜻이니 하던 대로 유지하면 됩니다. 오히려 과도하게 개입하기보다는 꾸준히 지금 패턴을 유지하는 게 좋습니다.

한마디로 정리하면 다음과 같습니다.

- 호바스 시계Horvath Clock → 내 몸의 기본 노화 수준 확인
- 그림에이지 시계GrimAge → 앞으로의 건강 위험 예측
- 더나든페이스 시계DunedinPACE → 지금 실천하고 있는 변화의 효과 확인

건강 검진에서 혈압·혈당·체중을 각각 다른 이유로 보는 것처럼, 노화 시계도 제각기 쓰임새가 다릅니다. 결국 '나는 어떤 부분이 가장 궁금한가?'를 알고 거기에 맞는 시계를 선택해 활용하는 게 중요합니다.

✅ 강점과 한계

노화 시계의 가장 큰 장점은 겉으로 잘 드러나지 않는 몸속의 노화 신호를 숫자로 보여 준다는 것입니다. 건강 검진에서 혈압·혈당 같은 수치로 상태를 알듯, 노화 시계는 '내 몸이 몇 살처럼 작동하고 있는가'를 보여 줍니다. 그래서 지금 하고 있는 생활 습관(운동, 식단, 수면, 스트레스 관리)이 올바른 방향인지, 그리고 그 효과가 얼마나 되는지를 확인할 수 있습니다. 예를 들어, 다이어트를 시작했는데 체중이 생각보다 줄지 않았어도, 노화 속도가 10%나 느려졌다면 '몸이 실제로 좋아지고 있구나.'라고 확신할 수 있습니다.

하지만 노화 시계 결과를 있는 그대로만 믿어서는 안 됩니다. 이 검사는 어디까지나 위험 신호나 속도를 보여 주는 참고 지표이지, '당신은 암입니다.' 같은 진단명을 알려 주는 검사가 아닙니다. 또한 인종, 생활 수준, 흡연 여부, 염증 상태, 기존 질환에 따라 수치가 달라질 수 있습니다. 감기에 걸렸거나 전날 과음했을 때 검사하면 실제보다 결과가 나쁘게 나올 수도 있습니다. 아직은 세계적으로 공인된 '공식 진단 검사' 단계가 아니기 때문에 건강 검진 같은 기본 검사(혈액, 혈압, 영상 검사 등)나 의사의 판단과 함께 종합적으로 보는 것이 안전합니다.

쉽게 말해, 노화 시계는 '내 몸의 나이와 노화 속도를 보여주는 고급 건강 리포트'입니다. 단, 이 리포트만으로 건강 상태를 단정 지을 수는 없습니다. 다른 검사 결과와 함께 해석해야 노화 시계는 진정한 의미를 가질 수 있습니다.

시계	세대	주 학습 목표	대략적 CpG 수	주 검체	강점	해석 시 주의 사항
호바스 (Horvath)	1 세 대	연대기적 나이	353	다조직 (혈액· 피부 등)	범용성, 기준선 설정에 유리	조직·배치 차이 영향
해넘 (Hannum)	1 세 대	연대기적 나이	~71	혈액	혈액에서 정확	면역 세포 ·염증 영향 큼
그림에이지 (GrimAge)	2 세 대	사망/질병 위험	(여러 단백질 대리 표지 조합)	혈액	예후 예측력 뛰어남	흡연· 염증에 매우 민감
페노에이지 (PhenoAge)	2 세 대	임상바이오 마커 기반 '현상 나이'	513	혈액	대사염증 개선에 민감	임상 바이오마커 맥락 필요
더나든 페이스 (Dunedin PACE)	속 도 지 표	연당 노화 속도 (=1.00 기준)	(수십 ~백여)	혈액	개입 전후 속도 변화에 민감	단기 변동은 노이즈 가능

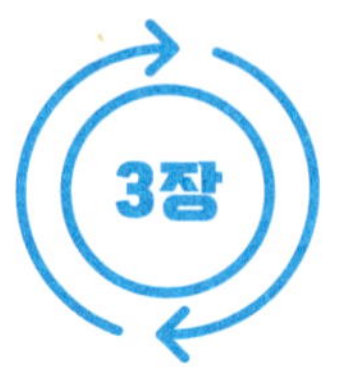

항노화

항노화는 기술이 아니라 전략이다

많은 사람이 항노화를 단지 '주름을 없애는 기술' 정도로 생각합니다. 하지만 진정한 항노화는 피부 표면의 변화를 넘어서는, 삶 전체를 아우르는 전략입니다. 단순히 젊어 보이는 것이 아니라 실제로 몸속 세포와 장기가 건강하게 작동하도록 만드는 것이 핵심입니다. 이는 일주일이나 한 달 만에 완성되지 않습니다. 매일의 선택이 쌓여 만들어지는 장기적 관리의 결과입니다. 항노화는 마라톤과 같습니다. 단거리 달리기처럼 빠른 결과를 기대하기보다는, 꾸준히 올바른 방향으로 나아가는 것이 중요합니다. 이 장에서는 항노화를 어떻게 접근할 것인지 전략적 관점에서 살펴봅니다.

역노화와 항노화의 차이

역노화와 항노화 사이에는 분명한 차이점이 있습니다. 항노화Anti-Aging는 노화를 늦추거나 지연시키는 일련의 행동이나 치료를 말합니다. 반면 역노화Reverse Aging는 이미 진행된 노화 과정을 되돌리려는 시도를 의미합니다.

현대 기술은 이제 노화 예방을 넘어 실제 생체 나이를 낮추는 역노화까지 도전하고 있습니다. 다만 이는 일회성 시술로 완성되지 않습니다. 꾸준히 생활 습관과 치료가 함께 조화를 이루는 통합적 전략이 필요합니다. 결국 항노화는 노화를 막는 방어막이고, 역노화는 시간을 거슬러 올라가는 회복의 과정입니다.

항노화 전략의 4가지 축

항노화 전략에는 다음과 같은 4가지 축이 있습니다.

진단 기반 전략

생체 나이, 염증 지표, 유전자, 장내 미생물 등 정밀 진단을 통해 출발점을 정합니다.

개인 맞춤형 치료

TPE, 줄기세포, 엑소좀 등 다양한 치료 옵션을 개인 상황에 맞게 적용합니다.

일상 루틴 설계

수면, 운동, 스트레스 관리, 식단의 구조화를 통해 근본적인 기반을 세웁니다.

지속적 피드백

주기적인 측정과 경과 분석으로 루틴을 진화시킵니다.

항노화는 그 자체로 종합 의학입니다. 그리고 기술보다 더 중요한 것은 개인의 '전략 수립'입니다.

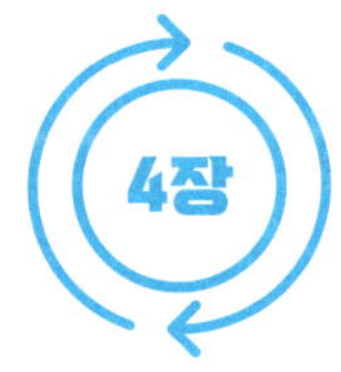

세르게이 영의 '역노화'
미래를 향한 시나리오

'역노화Reverse Aging'라니, 말만 들어도 영화 같은 단어입니다. 세르게이 영은 실제로 『역노화The Science and Technology of Growing Young』라는 책에서 '인간이 더 오래, 더 건강하게 살 수 있는 방법'을 단계별로 정리했습니다. 얼핏 보면 황당하게 느껴질 수 있지만, 막상 내용을 들여다보면 오늘 당장 우리가 실천할 수 있는 것부터 가까운 미래, 먼 미래의 실천 전략까지 구체적인 시나리오가 펼쳐져 있습니다. 마치 장수 여행을 떠나는 로드맵 같습니다. 이제부터 하나씩 살펴보겠습니다.

역노화 단계별 실천 전략

✅ 1단계: 오늘 당장 할 수 있는 것들

이 단계에서 특별한 비밀은 없습니다. 식단, 운동, 금연, 수면 등 우리가 귀에 못이 박히도록 들어온 것들입니다. 지금부터 당장 시작할 수 있는 것들이죠. 여기에 건강 검진도 꼭 챙겨야 합니다. 고혈압, 당뇨, 고지혈증 같은 만성 질환은 '조기 발견'만으로도 10년은 젊게 사는 지름길이 될 수 있습니다. 쉽게 말해 '새 신발 안 사도, 신발끈만 잘 묶어도 오래 달릴 수 있다'는 이야기입니다.

- ☐ 삼겹살에 소주 3병 대신, 채소를 곁들이고 술은 줄이자.
- ☐ 운동은 내일부터라는 말은 버리자. 오늘 저녁에 엘리베이터를 타는 대신 계단을 한 층이라도 걸어 올라가자.
- ☐ 새벽 1시 넘어서 유튜브 알고리즘을 타고 들어가지 말고, 제 시간에 불 끄고 자자.

✅ 2단계: 근미래 기술

이미 많은 분들이 스마트워치 등 웨어러블 기기를 차고 있습니다. 하루 걸음 수, 맥박, 수면 패턴까지 알려 줍니다. 예전에는 대학병원에 가야 알 수 있었던 데이터가 이제는 손목에서 삐빅 뜹니다. 내 손목에 의사 선생님이 있는 것이죠.

또한 유전체 검사나 후성유전학적 시계 같은 정밀 진단이 보편화되고 있습니다. 건강 검진에서 "혈관 나이가 실제보다 10살 많다."라는 말을 듣는 건, 사실 이런 기술이 우리 일상에 들어왔다는 증거입니다. 한마디로 '내 몸의 블랙박스'를 언제든 확인할 수 있는 시대가 온 겁니다.

✅ 3단계: 중장기 재생의학

여기부터는 영화 같은 이야기입니다. 줄기세포 치료, 조직 재생, 젊은 혈장 주입 같은 기술로 노화된 부위를 되살립니다. 자동차의 타이어가 닳으면 갈아 끼우고 엔진 오일을 교체하듯, 우리 몸의 고장 난 부품을 수리하는 겁니다.

게다가 AI가 "당신은 매일 7시간 30분 자고, 점심에는 오메가3가 풍부한 음식을 섭취하고, 오후 3시에 20분간 산책을 하세요."라고 개인 맞춤형 처방을 내리는 시대가 다가오고 있습니다. 마치 몸속에 개인 트레이너, 영양사, 의사가 합체한 헬스 코치 인공 지능이 있는 셈이지요.

✅ 4단계: 궁극적 장수 기술

이제부터 정말로 미래 공상 과학 같은 이야기입니다.

CRISPR 유전자 편집으로 질병 유전자를 고쳐서 병이 생기지 않게 만듭니다. 더 나아가 뇌-기계 인터페이스를 통해 기억과 의식을 디지털에 저장합니다. 영화 〈트랜센던스〉처럼 '디지털 나'가 존재할 수도 있는 겁니다.

듣기엔 황당할 수 있지만 이미 전 세계 과학자들이 연구 중인 기술입니다. '내가 죽은 뒤에도 클라우드 속에서 살아남을 수 있다'는 생각, 조금 무섭지만 동시에 설레기도 하지요.

결국 우리에게 중요한 것

세르게이 영이 말하고자 하는 바는 단순합니다.

1. 오늘 할 수 있는 것부터 시작하라.

2. 곧 다가올 기술을 활용하라.

3. 재생의학과 AI는 우리 삶을 더 젊게 만들어 줄 것이다.

4. 그리고 먼 미래에는 인간의 삶 자체가 완전히 새로운 차원으로 확장될 수 있다.

한국 현실에 맞춰 보자면, 우리는 이미 1단계와 2단계에 서 있습니다. 건강 검진, 식습관, 웨어러블, 맞춤형 영양제. 여기서부터 시작해도 충분히 '역노화'의 문턱에 들어선 겁니다. 그러니 "역노화가 가능할까?"라고 묻는 대신 "오늘부터 나는 무엇을 바꿀 수 있을까?"라고 묻는 게 더 현명할지도 모릅니다.

한국 현실에서 적용할 점

한국은 세계에서 손꼽히는 건강 검진 강국입니다. 직장인이라면 1년에 한 번씩은 억지로(?) 건강 검진 센터에 가서 피를 뽑고, 위 내시경을 하고, CT까지 찍습니다. 덕분에 다른 나라라면 몇 년 뒤에야 발견할 질환을 한국에서는 '조기 발견'이라는 이름으로 빠르게 잡아 냅니다.

또한 한국만큼 성형·미용 의료에 거부감이 없는 나라도 드뭅니다. 필러, 레이저, 리프팅은 이미 '특별한 시술'이 아니라, 주말에 미용실 가듯 평범하게 관리하는 일상이 되었습니다. 이 두 가지 특성은 사실 '역노화'라는 주제를 다루기에 최적의 조건이기도 합니다.

물론 한계도 있습니다. 줄기세포, 엑소좀 같은 첨단 기술은 아직 규제와 임상 근거가 충분치 않아 조심스럽게 접근해야 합니다. 그리고 개인 맞춤형 루틴 관리, 장기적인 건강 코칭은 아직 걸음마 단계입니다.

하지만 여기서 중요한 건 '우리가 지금 당장 할 수 있는 것부터 제대로 하는 것'입니다. 잘 먹고, 잘 자고, 꾸준히 움직이고, 정기적으로 검진을 받는 것—이 단순해 보이는 습관들이야말로 실제 노화 속도를 늦추는 가장 강력한 무기입니다.

그러니 너무 먼 미래의 줄기세포 치료, 디지털 뇌 저장 같은 이야기에 미리 겁먹을 필요는 없습니다. 마치 영어 공부를 처음 시작할 때 '언젠가 원서를 읽어야 하는데' 하는 걱정보다, 우선 알파벳부터 차근차근 배우는 게 맞는 것처럼요.

여러분은 이미 역노화의 첫걸음을 떼고 있습니다. 이 책을 읽고 있다는 사실만으로도 '내 건강을 스스로 관리해야겠다'는 의지가 생겼다는 뜻이니까요.

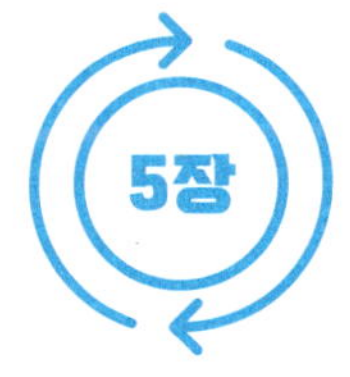

한국형 현실과 밸런스 역노화
세계에서 가장 빠르게 늙는 나라의 해법

한국은 세계에서 가장 빠르게 늙는 나라입니다. 'K-팝', 'K-드라마', 'K-푸드'만큼 유명한 것이 바로 'K-고령화'라는 사실, 들어 보셨나요? 특히 1960~1970년대생, 이른바 베이비 부머 세대는 그야말로 노화의 선두 주자이자 동시에 삼중고의 아이콘입니다.

- 부모님 부양해야죠.
- 자녀 뒷바라지 해야죠.
- 회사에서는 중간 관리자 혹은 고참으로 책임도 크죠.

그러다 보니 몸과 마음이 지칠 대로 지친 상태에서 '항노화'라는 단어를 들으면 이렇게 생각할지도 모릅니다. '지금 당장 젊어 보이는 것도 벅찬데, 무슨 항노화야?'

맞습니다. 그래서 저희가 제안하는 건 '젊어 보이자'가 아니라 '건강하게 늙자, 늙되 균형 있게 늙자!'라는 철학입니다. 이름하여 '밸런스 역노화'입니다.

한국형 항노화의 5가지 조건

그렇다면 한국의 현실에 맞는 항노화 전략은 어떤 모습일까요? 아름답고 화려한 유토피아가 아니라, 실제로 지갑과 몸과 마음이 버틸 수 있는 전략이어야 합니다.

검사 기반 과학적 설계

'동안'이라는 말에 속아서는 안 됩니다. 생체 나이 검사를 통해 내 몸의 진짜 나이를 확인하는 게 첫걸음입니다. '주민등록증 나이는 55세, 혈관 나이는 48세, 간 나이는 62세'라는 식으로 나의 몸 상태를 정량화된 숫자로 확인하는 거죠.

무리 없는 실천 전략

5km 마라톤을 뛸 시간도, 매일 새싹 보리를 갈아 마실 여

유도 없이 바쁜 게 한국인의 현실입니다. 그래서 수면, 식사, 운동, 마음 관리를 현실적인 전략으로 풀어야 합니다. 예를 들어, 저녁 9시 이후에는 TV 대신 20분 산책하기, 주말에는 가족과 함께 한강 자전거 타기 등 쉽게 실천할 수 있는 목표부터 시작하는 것입니다.

간헐적 의료 개입

필요할 때는 강한 카드도 써야 합니다. 혈장교환술(TPE), NAD$^+$ 주사, 엑소좀 치료 같은 고강도 회복 프로그램을 간헐적으로 끼워 넣는 것이죠. 마치 자동차 정기 점검 때 엔진 오일을 갈아 주듯 우리 몸에도 리셋 버튼이 필요합니다.

피부와 외모의 동시 회복

솔직히 말해 한국 사회에서 겉모습은 무시하기 힘듭니다. 동안 이미지, 피부 톤, 탄력 등은 건강만큼이나 자존감과 사회 생활에 중요한 요소입니다. "나는 속은 건강한데, 겉으로는 피곤해 보여요."라는 말만큼 억울한 게 없으니까요.

연간 관리 가능한 구조

한 번 하고 끝나는 게 아니라, 정기적인 피드백과 팔로우

업이 지속되어야 합니다. 다이어트도 한 달만에 끝내면 요요가 오듯, 항노화도 지속적으로 관리할 수 있는 '연간 관리 프로그램'이 필수입니다.

결론: 용기와 균형

밸런스 역노화는 단순히 젊음을 되돌리는 것이 아닙니다. 과학적 진단과 현실적인 루틴, 간헐적 의료 기술을 통해 신체 건강과 외모 그리고 생활 습관, 즉 삶의 균형을 유지하며 건강하게 나이 들어가는 전략입니다.

흐름은 다음과 같습니다.

● 생체 나이 진단: 내 몸의 현재 나이를 객관적으로 측정.

● 맞춤 회복 프로그램: 필요한 경우 엑소좀, NAD^+, 항산화 치료 등 투여.

● 생활 습관 개입: 수면, 운동, 식습관, 스트레스 관리 개선.

● 피부 및 외모 회복: 리프팅, 피부 재생 등으로 외모적 자신감 회복.

● 유지 전략: 정기 관리와 팔로우업으로 안정적인 밸런스 유지.

후성유전학적 개선, 면역 리셋, 뇌 기능 회복, 피부 회복을 하나의 통합 프로세스로 설계합니다. 환자 입장에서는 '내 몸을 종합적으로 리모델링하는 패키지'라고 생각하면 이해하기 쉽습니다.

이제 질문을 던져 봅시다. "젊음을 완전히 붙잡을 수는 없지만, 지금보다 더 건강하게 늙는 길이 없을까?" 정답은, 있습니다. 그 길은 바로 밸런스 역노화입니다. 지금 이 순간, 독자 여러분은 이미 첫걸음을 떼셨습니다. 이 책을 읽으며 '그래, 나도 준비해야겠다'라고 마음먹은 것 자체가 변화를 시작했다는 신호입니다.

그러니 걱정 마시고 이렇게 생각해 보세요.

☐ '나는 앞으로 10년 더 늙겠지만, 그 10년을 7년처럼 보내겠다.'

☐ '나는 나이가 들더라도 균형 있게, 건강하게, 멋지게 들겠다.'

☐ '나는 즐겁고 활기차게 살겠다.'

노화와 함께 오는 질병들

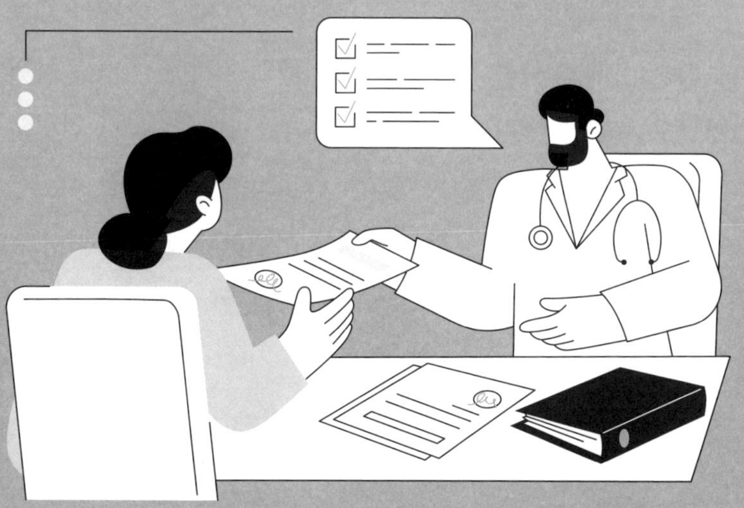

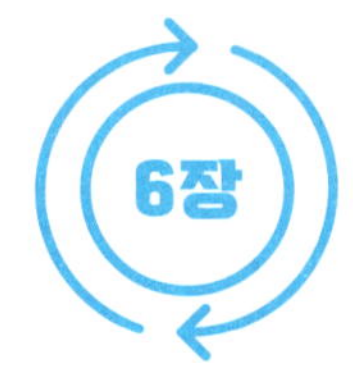

노화와 질병
면역 저하·염증·대사 질환의 연결 고리

　나이가 들면 우리 몸을 구성하는 가장 기본 단위인 세포부터 시작해 호르몬, 면역 시스템, 재생 능력까지 모든 능력이 동시다발적으로 약해집니다. 이러한 변화는 서로 긴밀하게 연결되어 있어, 하나가 무너지면 도미노처럼 다른 시스템도 함께 흔들립니다. 노화의 기전을 이해하는 일은 단순히 지식을 쌓는 게 아니라, 우리가 노화를 어떻게 대비하고 관리해야 하는지를 알려 주는 나침반을 보는 것과 같습니다. 즉, 남은 시간을 가장 효율적으로 설계하는 전략을 갖는 일입니다.

세포의 수명 제한: 생명의 시계

우리 몸은 약 37조 개의 세포로 이루어져 있습니다. 세포들은 끊임없이 분열하는데 그 과정에서 낡은 세포를 새로운 세포로 교체합니다. 피부·장·혈액 세포처럼 빠르게 교체되는 세포도 있고, 신경 세포처럼 평생 가는 세포도 있습니다. 단, 분열하는 세포라 해도 무한히 분열할 수는 없습니다.

✓ 텔로미어의 비밀

세포의 수명을 결정하는 핵심은 바로 '텔로미어'입니다. 텔로미어는 염색체 끝부분에 있는 보호 구조로, 신발끈 끝에 있는 플라스틱 캡과 비슷한 역할을 합니다. 텔로미어가 없으면 염색체가 풀어지고 손상됩니다. 문제는 세포가 분열할 때마다 텔로미어가 조금씩 짧아진다는 것입니다. 태어날 때 텔로미어 길이는 약 15,000 염기쌍인데, 세포가 분열할 때마다 50~200 염기쌍씩 짧아집니다.

텔로미어가 일정 길이(약 4,000~5,000 염기쌍) 이하로 짧아지면, 세포는 더 이상 분열하지 못하고 '복제 노화Replicative senescence' 상태에 빠집니다. 이것을 헤이플릭 한계Hayflick Limit 라고 부릅니다. 일반적으로 정상 세포는 약 50~70회 정도 분열하면 한계에 도달합니다.

✅ DNA 손상 누적

우리 몸은 매일 수만 건의 DNA 손상을 입습니다. 자외선, 방사선, 환경 독소, 담배 연기 등은 물론이고, 세포 대사 과정에서 생기는 활성 산소도 DNA를 공격합니다.

젊을 때는 DNA 복구 시스템이 활발하게 작동하기 때문에 이런 손상이 일어나면 빠르게 고칩니다. 하지만 나이가 들면 복구 효소의 활성이 떨어지고, 복구 과정에서 실수도 늘어납니다. 그 결과 손상된 DNA를 가진 세포가 쌓이고, 손상된 DNA는 세포 기능 이상을 일으킵니다. 단백질이 제대로 만들어지지 않고, 세포가 해야 할 일을 제대로 해내지 못하며, 심하면 암세포로 변할 수도 있습니다. 이처럼 DNA 손상의 축적은 질병으로 가는 직접적인 통로가 되기도 합니다.

✅ 노화 세포

더 이상 분열하지 못하는 세포는 두 가지 운명을 맞이합니다. 하나는 '세포 자살Apoptosis'을 통해 깨끗하게 제거되는 것이고, 다른 하나는 '노화 세포Senescent Cells'로 몸속에 남는 것입니다. 노화 세포는 죽지도 않고 일도 하지 않으면서 조직에 남아 있습니다. 문제는 이들이 그저 가만히 존재하는 게 아니라는 점입니다. 이들은 SASPSenescence-Associated Secretory Phenotype(노화 관련 분비 표현형)라는 현상을 통해 주변에 온갖 해로운 물질을 뿜어 냅니다.

구체적으로 염증성 사이토카인IL-6, IL-8, TNF-α, 성장 인자, 단백질 분해 효소MMP 등을 분비합니다. 이들은 주변 정상 세포를 손상시킵니다. 또한 조직 구조를 파괴하며, 염증을 일으킵니다. 심지어 다른 정상 세포까지 노화 세포로 만듭니다. 쉽게 비유하면, 회사에서 퇴직했지만 사무실에 남아서 계속 불평불만을 쏟아 내고, 다른 직원들의 업무를 방해하며, 회사 분위기를 흐리는 직원과 같습니다.

동물 실험에서 노화 세포를 제거하면 수명이 늘어나고 노화 관련 질환이 줄어든다는 사실이 확인되었습니다. 이를 바탕으로 노화 세포를 선택적으로 제거하는 '세놀리틱Senolytic' 약물 연구가 활발하게 진행되고 있습니다.

✔ 후성유전학적 변화

DNA 서열이 같아도 어떤 유전자가 켜지고 꺼지는지에 따라 세포의 기능은 달라집니다. 이를 조절하는 것이 후성유전학적 변화Epigenetic Changes입니다. DNA 메틸화, 히스톤 변형 같은 과정이 여기에 속합니다. 나이가 들면 후성유전학적 패턴이 변합니다. 필요한 유전자는 꺼지고 반대로 꺼져야 할 유전자가 켜지면서 세포 정체성이 흐려집니다. 마치 악보에 잘못된 표시가 생겨 연주가 엉망이 되는 것과 비슷합니다.

최근 후성유전학적 패턴을 분석해 생물학적 나이를 측정하는 '후성유전학 시계Epigenetic Clock'가 개발되었습니다. 이는 실제 나이가 아닌 신체의 생물학적 노화 정도를 반영합니다.

호르몬 감소: 신호 체계의 붕괴

호르몬은 우리 몸의 '메신저'입니다. 혈액을 통해 온몸을 돌아다니면서 세포에 신호를 전달해 성장, 대사, 수면, 기분, 생식 등을 조절합니다. 나이가 들면 여러 호르몬이 감소하면서 몸 전체의 균형이 무너집니다. 마치 오케스트라에서 악기 소리가 하나둘씩 사라지면 음악의 구조가 흐트러지듯, 호르몬 체계의 붕괴는 신체 전반에 연쇄적인 혼란을 불러옵니다.

❤ 성장 호르몬 감소

성장 호르몬Growth Hormone, GH은 어린이와 청소년의 성장에 중요한 영향을 끼치지만, 성인에게도 매우 중요하게 작용합니다. 근육을 만들고 유지하며, 지방을 분해하고, 뼈를 강화합니다. 피부 탄력을 유지하고, 면역 기능을 돕기도 합니다. 성장 호르몬은 20대 초반에 최고조에 달한 후 서서히 감소합니다. 30대 이후부터는 해마다 약 1~2%씩 줄어들어, 60대가 되면 20대의 절반 이하로 떨어집니다. 이를 '성장 호르몬 결핍의 노화Somatopause'라고 부릅니다.

성장 호르몬이 줄면 근육량이 감소하고 체지방, 특히 복부지방이 증가합니다. 피부가 얇아지고 주름이 늘며, 뼈 밀도가 감소합니다. 운동 능력이 떨어지며, 피로감 또한 증가합니다. 심지어 기분과 인지 기능에도 영향을 줍니다.

✅ 성 호르몬 감소

여성은 폐경기에 가장 극적인 호르몬 변화를 겪습니다. 보통 45~55세 사이에 난소 기능이 소진되면서 에스트로겐과 프로게스테론이 급격하게 감소합니다. 에스트로겐은 생식에만 관여하는 게 아닙니다. 뼈 건강, 심혈관 보호, 피부 탄력, 뇌 기능, 기분 조절, 콜레스테롤 대사에도 중요한 역할을 합니다. 에스트로겐이 줄면 안면 홍조, 식은땀, 불면증, 질 건조, 기분 변화 등의 증상이 나타납니다. 장기적으로는 골다공증, 심혈관 질환, 체중 증가, 인지 기능 저하 위험이 높아집니다.

남성도 예외가 아닙니다. 남성은 급격한 호르몬 변화를 겪지는 않지만 테스토스테론이 서서히 감소합니다. 30세 이후 매년 약 1%씩 줄어드는데 이를 '남성 갱년기Andropause' 또는 '후기 발현 성선기능저하증'이라고 부릅니다. 테스토스테론은 근육과 골량 유지, 성욕과 성기능, 적혈구 생산, 기분과 에너지, 인지 기능에 작용합니다. 테스토스테론 수치가 낮아지면 근력 감소, 체지방 증가(특히 복부), 성욕 저하, 발기 부전, 피로, 우울, 집중력 저하, 골다공증 위험 증가 등이 나타납니다.

✅ 멜라토닌 감소

멜라토닌은 송과선에서 분비되는 수면 호르몬입니다. 주변이 어두워지면 많이 분비되어 졸음을 유도하고, 주변이 밝아지면 적게 분비되어 잠에서 깨게 합니다. 멜라토닌은 우리 몸의 생체 시계를 조절하는 핵심적인 호르몬입니다.

나이가 들면 멜라토닌 분비가 크게 줄어듭니다. 60대에는 젊었을 때의 절반 이하로 감소합니다. 멜라토닌이 줄면 잠에 들기 어렵고, 잠들더라도 자주 깨며, 깊은 수면을 하기 힘듭니다. 낮에 졸리고 밤에 잠 못 이루는 수면 패턴의 역전 현상이 생길 수 있습니다. 멜라토닌은 강력한 항산화제이기도 해서, 멜라토닌이 감소하면 산화 스트레스가 증가합니다.

✅ 인슐린 민감도 저하

인슐린은 췌장에서 분비되어 혈당을 세포로 들여보내는

열쇠 역할을 합니다. 나이가 들면 세포가 인슐린에 적게 반응하는 '인슐린 저항성'이 생깁니다. 근육량 감소, 복부 지방 증가, 만성 염증, 미토콘드리아 기능 저하, 앉아 있는 생활 방식이 모두 인슐린 저항성을 악화시키는 요인입니다. 췌장은 처음에는 더 많은 인슐린을 분비해 보상하기도 하지만, 결국 지쳐서 기능이 떨어지고 당뇨병으로 진행됩니다.

✅ 갑상선 호르몬의 변화

갑상선 호르몬은 기초 대사율, 체온, 심박수, 에너지 생산을 조절합니다. 나이가 들면 갑상선 기능이 미묘하게 변하고 갑상선 질환(갑상선 기능 저하증, 갑상선 기능 항진증, 갑상선 결절)이 자주 발생합니다. 갑상선 기능 저하증은 특히 여성에게 흔하게 일어납니다. 피로, 체중 증가, 추위를 잘 탐, 변비, 우울 등의 증상이 나타나는데, 이 증상들은 노화 증상과도 유사하여 알아채기 어렵고 진단이 늦어지기 쉽습니다.

✅ 종합적 효과

이러한 호르몬 감소는 개별적으로 작용하는 게 아니라 서로 영향을 주고받습니다. 성장 호르몬이 줄면 근육이 감소하고, 근육이 줄면 인슐린 저항성이 증가합니다. 인슐린 저항성이 증가하면 복부 지방이 늘어나고, 복부 지방이 늘면 염증이 증가합니다. 염증은 다시 호르몬 기능을 방해합니다.

그래서 50세 이후에는 '살은 찌고, 기분은 가라앉고, 잠은 안 오고, 힘은 빠진다'는 사중고에 시달립니다. 이는 의지가 약해서가 아닙니다. 몸의 화학적 신호 체계 전체가 무너지기 때문입니다.

에너지 공장의 고장: 배터리의 방전

세포 속 미토콘드리아는 우리 몸의 '에너지 공장'이며 '발전소'이자 '배터리'입니다. 미토콘드리아는 음식에서 얻은 포도당, 지방산, 아미노산을 산소와 결합해 ATP(아데노신 삼인산)라는 에너지 화폐로 바꿉니다. 심장, 뇌, 근육처럼 에너지를 많이 쓰는 세포에는 수천 개의 미토콘드리아가 있습니다.

✔ 미토콘드리아 노화

미토콘드리아는 자신만의 DNAmtDNA를 가지고 있는데, 이는 세포 핵의 DNA보다 훨씬 취약합니다. 보호막이 없고 DNA 복구 시스템도 약하며, 활성 산소가 많이 생성되는 바로 그곳에 위치하기 때문입니다.

나이가 들면 mtDNA에 돌연변이가 쌓이고, 미토콘드리아

막이 손상됩니다. 내부 단백질 복합체의 기능도 저하되죠. 결과적으로 ATP 생산 효율이 감소합니다. 마치 오래된 배터리가 완전히 충전되지 않고 빨리 방전되는 것과 같습니다.

☑ 활성 산소 증가

미토콘드리아는 에너지를 만드는 과정에서 부산물로 활성 산소Reactive Oxygen Species, ROS를 생성합니다. 적당한 양의 활성 산소는 신호 전달에 필요하지만, 과도하게 많아지면 오히려 세포 구조를 손상시킵니다.

나이가 들면 미토콘드리아 효율이 떨어지면서 같은 양의 ATP를 만들어도 활성 산소가 더 많이 생깁니다. 활성 산소는 미토콘드리아 자체를 공격하고, 이는 다시 미토콘드리아 효율을 떨어뜨리는 악순환 구조가 이어집니다. 활성 산소는 미토콘드리아뿐만 아니라 세포막, DNA, 단백질, 지질을 모두 공격합니다. 이를 '산화 스트레스'라고 하는데, 거의 모든 노화 관련 질환의 공통 배경이 됩니다.

☑ 미토콘드리아 동역학의 붕괴

미토콘드리아는 고정된 구조가 아닙니다. 융합Fusion과 분열Fission을 반복하며 네트워크를 형성하고, 손상된 부분은 선택적으로 제거Mitophagy되는 변화하는 구조입니다. 나이가 들면 이러한 품질 관리 시스템이 약해집니다. 융합-분열 균형이 깨지고, 미토파지가 효율적으로 작동하지 않아 손상된 미토콘드리아가 쌓입니다. 이는 세포 기능을 더욱 저하시킵니다.

✅ 생체 에너지 위기

미토콘드리아 기능 저하는 전신적으로 영향을 미칩니다. 근육의 힘은 약해지고 쉽게 피곤해지며, 집중력과 기억력이 떨어집니다. 심장의 펌프 기능이 약해지며, 간의 해독 능력이 감소합니다. 특히 신경 세포는 미토콘드리아에 매우 의존적이기 때문에 미토콘드리아 기능 저하는 알츠하이머병, 파킨슨병 같은 신경 퇴행성 질환의 핵심 기전이 됩니다.

운동 후 회복이 느리고, 감기에 걸리면 오래 가며, 작은 스트레스에도 쉽게 지치는 이유도 모두 미토콘드리아의 에너지 생산 능력이 저하되었기 때문입니다.

✅ NAD⁺ 고갈

NAD^+(니코틴아마이드 아데닌 다이뉴클레오타이드)는 미토콘드리아에서 에너지 생산에 필수적인 조효소입니다. 나이가 들면 NAD^+ 수치가 크게 감소하는데, 40대에는 20대의 약 절

반으로 줄어듭니다. NAD^+ 감소는 미토콘드리아 기능뿐만 아니라 DNA 복구, 세포 신호 전달, 염증 조절에도 영향을 미칩니다. 최근에는 NAD^+ 전구체NMN, NR를 보충하는 항노화 연구가 활발히 진행되고 있습니다.

면역력 약화와 만성 염증: 군대의 혼란

면역 시스템은 우리 몸을 지키는 국방부입니다. 세균, 바이러스, 곰팡이 같은 외부 침입자를 막고, 암세포나 손상된 세포를 제거하며, 상처를 치유합니다. 나이가 들면 이 방어 시스템이 약해지면서 만성 염증이 증가합니다.

✅ 감염에 대한 취약성

면역력이 약해지면 감기가 오래 가고, 폐렴, 요로 감염, 대상 포진, 패혈증 같은 심각한 감염에 걸리기 쉽습니다. 폐렴은 노인 사망 원인 상위권에 속하며, 독감도 노인에게는 치명적일 수 있습니다. 대상 포진은 면역 노화의 대표적인 예시입니다. 어릴 때 수두를 앓으면 바이러스가 완전히 사라지지 않고 신경절에 숨어 있다가, 면역력이 떨어지면 다시 활성화되어 극심한 통증과 발진을 일으킵니다.

코로나19 팬데믹에서도 확인됐듯이, 고령은 감염 중증화와 사망의 강력한 위험 인자입니다. 같은 바이러스에 노출되어도 젊은이는 가볍게 앓고 지나가지만, 노인은 중환자실에 입원해야 하거나 심하면 사망에 이를 수도 있습니다.

✅ 만성 염증

역설적이게도 면역 기능은 약해지는데 만성 염증은 증가합니다. 이를 '염증 노화Inflammaging'라고 부르며, 노화의 가장 중요한 특징 중 하나입니다.

급성 염증은 필요한 반응입니다. 상처나 감염이 생기면 면역 세포가 모여들고, 염증 물질을 분비해 병원체를 제거하고 조직을 복구합니다. 일이 끝나면 염증은 가라앉습니다.

하지만 만성 염증은 다릅니다. 명확한 원인 없이 낮은 수준의 염증이 전신에서 지속됩니다. 혈액 검사에서 CRP, IL-6, TNF-α 같은 염증 지표가 계속 높게 나옵니다.

원인은 다양합니다. 노화 세포가 분비하는 염증 물질, 내장 지방에서 나오는 염증성 사이토카인, 손상된 미토콘드리아, 장내 미생물 불균형Dysbiosis, 만성 감염(CMV, EBV 같은 잠복 바이러스), 자가 항원에 대한 면역 반응 등이 모두 기여합니다.

만성 염증은 거의 모든 노화 관련 질환의 시작점입니다. 혈관을 손상시켜 동맥 경화와 심혈관 질환을 일으키고, 인슐린 저항성을 높여 당뇨병을 유발합니다. 뇌세포를 공격해 알츠하이머병 위험을 높이고, 뼈 흡수를 촉진해 골다공증을 악화시키며, 암세포가 자라기 좋은 환경을 만듭니다.

✅ 암 감시 실패

면역 시스템은 매일 생기는 비정상 세포를 찾아내 제거하는 '암 감시Cancer Surveillance' 기능을 합니다. 하지만 면역 노화로 감시가 약해지면 암세포가 살아남고 자랄 기회가 늘어납니다. 특히 NK세포와 세포 독성 T세포의 기능 저하는 암 발생률 증가와 직접 연관됩니다. 나이가 들수록 암 발생률이 기하급수적으로 증가하는 주요 이유입니다.

재생 능력 저하: 복구 팀의 고갈

✅ 줄기세포의 고갈과 노화

줄기세포는 다양한 세포로 분화할 수 있는 특수한 세포입니다. 배아 줄기세포는 모든 세포로 분화할 수 있고, 성체 줄기세포는 특정 조직의 세포로 분화합니다. 우리 몸 곳곳에 조직 특이적 줄기세포가 있습니다. 골수의 조혈 줄기세포는 혈액 세포를 만들고, 피부 기저층의 줄기세포는 피부 세포를 만듭니다. 근육의 위성 세포는 근육을 복구하고, 장 융모의 줄기세포는 장 상피 세포를 재생합니다.

나이가 들면 줄기세포의 수가 감소합니다. 더 중요한 것은 남아 있는 줄기세포의 기능도 떨어진다는 점입니다. 분열 속도가 느려지고, 분화 능력이 떨어집니다. 잘못된 세포로 분화하는 빈도도 증가합니다. 줄기세포도 세포의 수명 제한, DNA 손상, 후성유전학적 변화, 미토콘드리아 기능 저하의 영향을 받습니다. 또한 줄기세포가 있는 미세환경Niche도 노화하면서 줄기세포를 지원하는 신호가 약해집니다.

✅ 조직 회복 및 재생 능력 저하

젊을 때는 피부 상처, 골절, 근육 손상, 장기 손상이 비교적 빠르게 회복되지만, 노화가 진행되면 모든 회복 과정이 느려집니다. 면역 기능 저하와 줄기세포·성장 인자 감소로 염증 조절, 조직 재생, 재형성이 지연되고 만성 염증과 섬유화가 쉽게 발생합니다.

그 결과 상처는 오래 아물지 않고, 뼈는 잘 붙지 않으며, 근육은 한번 손상되면 완전히 회복되지 않습니다. 간, 신장, 폐, 심장 같은 장기 역시 재생 대신 흉터 조직으로 대체되어 기능 저하가 누적됩니다.

✅ 신경 재생의 한계

성인의 뇌에서도 해마와 후각 망울에서는 제한적으로 신경 생성Neurogenesis이 일어납니다. 하지만 나이가 들면 이마저도 크게 감소합니다. 뇌졸중이나 외상으로 뇌세포가 손상되면 젊은이도 회복하기 어렵고 노인은 더욱 어렵습니다. 신경 가소성(뇌가 재배선되는 능력)도 떨어져 새로운 것을 학습하는 능력이 떨어지고 재활이 느립니다.

✅ 종합적 의미

재생 능력 저하는 단순히 상처가 늦게 낫는 정도가 아닙니다. 몸이 일상적인 손상에서 회복하는 능력이 전반적으로 떨어진다는 뜻입니다. 매일 운동하고 일상생활을 하면서 미세한 손상들이 생길 수밖에 없는데, 이것들이 쌓이면서 조직 기능 저하, 만성 통증, 삶의 질 감소로 이어집니다. 한번 다치면 예전처럼 돌아오지 못하고, 회복하는 동안 다른 문제(근육 소실, 우울, 심혈관 부담)가 생기는 악순환이 계속됩니다.

세포 노화는 만성 염증을 일으키고, 만성 염증은 미토콘드리아를 손상시킵니다. 미토콘드리아 기능 저하는 줄기세포를 약화시키고, 줄기세포 고갈은 조직 복구를 방해합니다. 호르몬 감소는 모든 과정을 악화시킵니다.

이것이 바로 나이가 들수록 병이 기하급수적으로 늘어나는 이유입니다. 하나의 시스템이 무너지면 도미노처럼 다른 시스템도 함께 무너집니다. 하지만 반대로 생각하면, 한 가지 기전이라도 개선하면 다른 기전들도 연쇄적으로 함께 좋아질 수 있다는 희망을 가질 수도 있습니다.

노화와 함께 오는 대표적 질병

노화의 기전들이 합쳐져, 나이가 들면 특정 질환들이 자주 발생합니다. 이는 몸의 시스템이 전반적으로 약해지면서 나타나는 자연스러운 현상입니다.

✔ 심혈관 질환: 침묵의 살인자

심혈관 질환은 한국에서 암 다음으로 높은 사망 원인입니다. 고혈압, 동맥 경화증, 협심증, 심근 경색, 뇌졸중 등이 모두 여기에 속합니다. 심장도 늙습니다. 심근 세포가 줄어들고, 판막이 석회화되며, 부정맥이 흔해집니다.

심혈관 질환은 수십 년에 걸친 혈관 노화의 결과입니다. 흡연, 고혈압, 당뇨병, 비만이 주요 위험 인자입니다. 현재의 약물 치료(혈압약, 스타틴, 항혈전제)로는 질병의 진행을 늦추고 합병증을 예방할 수는 있지만, 이미 딱딱해지고 손상된 혈관을 젊고 탄력 있는 혈관으로 되돌리지는 못합니다.

✅ 근골격 질환: 움직임의 상실

골다공증

30대 이후 매년 골밀도가 감소하며, 여성은 폐경 후 골 소실이 가속화됩니다. 고관절 골절은 1년 내 사망률이 무려 20%에 달합니다.

골관절염

65세 이상의 약 80%가 가지고 있습니다. 수십 년간 체중을 지탱한 연골이 닳고, 뼈가 직접 부딪히면서 통증이 생깁니다. 무릎, 손가락, 척추 관절이 주로 침범됩니다.

근감소증

30대부터 매년 약 1%씩 근육이 줄어듭니다. 낙상 위험이 3배 증가하고, 당뇨병 위험이 높아지며, 독립성이 감소합니다. 예전에는 뛰어가서 버스를 타도 멀쩡했는데, 이제는 몇 계단만 올라도 숨이 차는 이유입니다.

예방의 핵심은 근력 운동(주 2~3회)과 단백질 섭취(체중 kg

당 1.2~1.5g)입니다. 골다공증 약물(비스포스포네이트, 데노수맙)
은 골 소실 속도를 늦추지만, 이미 약해진 뼈를 젊은 뼈로 되
돌릴 수는 없습니다. 관절염 치료도 통증을 줄이고 염증을 억
제할 뿐, 닳은 연골을 재생시키지는 못합니다.

✅ 대사 질환: 에너지 시스템의 붕괴

당뇨병

한국인 65세 이상의 30%가 가지고 있습니다. 초기에는 증
상이 없지만, 진짜 문제는 합병증입니다. 심근 경색과 뇌졸중
위험이 2~4배 증가합니다. 망막 병증으로 실명에 이를 수 있
으며, 신장병으로 투석을 해야 할 수 있습니다. 게다가 당뇨발
로 절단을 해야 할 수도 있습니다.

복부 비만

단순히 외모 문제가 아닙니다. 내장 지방은 염증 물질을
분비하여 인슐린 저항성, 고혈압, 이상 지질 혈증을 일으킵니
다. 배가 나오면 건강 검진 표에 별표가 늘어나는 이유입니다.

지방간

한국 성인의 약 30%가 가지고 있으며, 술을 안 마셔도 생

깁니다. 방치하면 간경화, 간암으로 진행할 수 있습니다.

대사 증후군

복부 비만, 고혈압, 고혈당, 고중성 지방, 낮은 HDL 중 3가지 이상을 만족하는 상태입니다. 당뇨병 위험을 3~5배, 심혈관 질환 위험을 2~3배 높이므로 주의해야 합니다.

좋은 소식은 체중을 5~10%만 줄여도 모든 지표가 개선된다는 점입니다. 하지만 당뇨병 약물(메트포르민, 인슐린 등)은 혈당을 조절하고 합병증을 예방할 뿐, 인슐린 저항성이 생긴 세포나 지친 췌장 베타 세포를 젊고 건강한 세포로 교체하지는 못합니다.

✅ 정신·신경 질환: 마음과 기억의 퇴색

우울증

노인의 10~15%가 경험합니다. 노인은 슬픈 감정보다 신체 증상, 인지 저하, 무감동으로 나타나 '나이 들면 원래 그런 거야.' 하고 넘기기 쉽습니다. 하지만 노인 우울증은 자살 위험을 높이고 치매 발병률을 2배 높이므로 주의해야 합니다.

불면증

65세 이상의 약 50%가 경험합니다. 수면 부족은 기억력 감소, 낙상 위험 증가, 치매 위험을 높입니다. 규칙적인 수면 시간, 낮잠 제한, 카페인 피하기 등을 실천해야 합니다.

치매

한국인 65세 이상의 약 10%가 가지고 있으며, 나이가 들어감에 따라 급증합니다(70세 5%, 80세 20%, 85세 이상 30~40%). 알츠하이머병에 걸리면 초기에는 최근 일을 자주 잊고, 중기에는 시간과 장소를 헷갈리며, 말기에는 가족을 알아보지 못합니다. 현재로서는 완치 방법이 없습니다. 예방이 최선이며, 혈압과 혈당 관리, 규칙적인 운동, 지중해식 식단, 인지 활동, 사회적 참여가 도움이 됩니다. 알츠하이머 약물(콜린분해효소 억제제, 메만틴)은 증상을 일시적으로 완화하지만, 이미 죽은 신경 세포를 되살리거나 쌓인 베타아밀로이드 플라크를 완전히 제거하지는 못합니다.

♡ 면역·염증 질환과 암: 방어선의 붕괴

염증 질환

면역력이 약해지면 폐렴, 독감, 대상 포진이 흔해집니다.

폐렴은 노인 사망 원인에서 상위권을 차지하고 있는 질환입니다. 독감으로 인한 사망자의 90% 이상이 65세 이상이라고 합니다. 또한 대상 포진은 극심한 통증을 유발합니다.

자가 면역 질환

중년 이후 증가합니다. 류마티스 관절염, 자가 면역 갑상선 질환, 쇼그렌 증후군 등이 대표적입니다. 나이가 들면서 면역 세포 간의 균형이 붕괴되고 활성도에 혼선이 옵니다. 조절 T세포Treg의 기능이 약해져 자가 반응성 면역 세포를 제대로 억제하지 못하고, B세포는 자가 항체를 과도하게 생산하며, 만성 염증 신호가 면역 시스템을 과민하게 만듭니다. 결국 면역 시스템이 자기와 비자기를 구별하는 능력을 잃으면서 자신의 조직을 알아보지 못하고 공격하게 됩니다.

암

평생 암에 걸릴 확률이 남성은 40%, 여성은 34%이며, 대부분 60세 이후 발생합니다. 나이가 들수록 암 발생이 증가하는 이유는 돌연변이 누적, DNA 복구 능력 저하, 면역 감시 실패, 만성 염증, 텔로미어 기능 이상 때문입니다.

항암 치료(수술, 항암제, 방사선)는 암세포를 제거하지만, 노화되고 기능이 떨어진 면역 세포를 젊고 강력한 면역 세포로 교체하거나 만성 염증을 근본적으로 해결하지는 못합니다. 금연, 절주, 건강한 식습관, 정상 체중 유지, 규칙적인 운동이 예방의 핵심입니다.

✅ 기타 주요 질환

신장은 40세 이후 기능이 서서히 감소하며, 당뇨와 고혈압이 있으면 투석이 필요할 수 있습니다. 폐는 활량이 감소하며, 만성폐쇄성폐질환COPD은 주로 흡연 때문에 생깁니다. 눈은 백내장, 녹내장, 황반변성으로 실명할 수 있습니다. 전립선은 50대의 50%, 80대의 80%가 비대증을 앓고 있습니다.

노화는 질병의 무대다

노화는 수많은 병을 불러들이는 질병의 무대입니다. 뼈는 약해져 골다공증이 생기고, 혈관은 굳어져 심혈관 질환이 오며, 대사가 무너져 당뇨병이 나타납니다. 뇌세포는 소실되어 치매가 생기고, 면역은 약해져 암 발병 위험이 높아집니다.

이 모든 질환은 독립적이지 않습니다. 하나의 질환이 생기면 도미노처럼 다른 질환들도 따라옵니다. 일반적으로 60대에는 한두 가지, 70대에는 3~4가지, 80대에는 5가지 이상의 만성 질환을 동시에 앓게 됩니다.

✅ 노화를 되돌리는 새로운 시대

과거에는 노화를 피할 수 없는 운명으로 여겼습니다. 하지만 이제는 다릅니다. 노화의 기전을 분자 수준에서 이해하게 되면서, 노화를 늦추는 것은 물론 어쩌면 되돌리는 '역노화'까지도 가능한 시대가 열리고 있습니다.

세놀리틱 약물

세포 노화를 제거하는 세놀리틱 약물을 개발하고 있습니다. 노화 세포는 죽지도 않고 일도 하지 않으면서 염증 물질을 뿜어 냅니다. 이 노화 세포를 선택적으로 제거하면 수명이 늘어나고 노화 관련 질환이 줄어든다는 사실이 동물 실험에서 확인되었습니다. 인간 대상 임상 시험도 진행 중입니다.

줄기세포 치료

고갈된 줄기세포를 보충하거나 활성화하여 조직 재생 능력을 회복시킵니다. 골수, 지방, 탯줄에서 추출한 중간엽 줄기세포를 이용하여 관절염, 심부전, 신경 질환 등을 치료하는 연구가 진행되고 있습니다.

NAD⁺ 전구체 보충

미토콘드리아 기능을 회복하는 NAD$^+$ 전구체NMN, NR 보충이 주목받고 있습니다. NAD$^+$는 미토콘드리아 에너지 생산에 필수적인 요소인데, 나이가 들면 기존의 절반 이하로 감소합니다. 동물 실험에서 NAD$^+$ 수치를 높이면 대사, 인지 기능, 근력이 개선되었습니다. 인간에게도 적용할 수 있도록 활발히 연구하고 있습니다.

엑소좀 치료

세포 간 통신을 회복시킵니다. 엑소좀은 세포가 분비하는 나노 크기의 소포로, 단백질과 유전 물질을 다른 세포에 전달합니다. 젊은 세포에서 추출한 엑소좀을 투여하면 노화된 조직이 회복되는 현상이 관찰되었습니다. 엑소좀 치료는 피부 재생, 탈모 치료, 관절 회복 등에 적용하고 있습니다.

후성유전학 시계를 되돌리는 연구

야마나카 인자Oct4, Sox2, Klf4, c-Myc를 일시적으로 활성화하면 세포가 젊어지는 '부분 재프로그래밍'이 가능합니다. 동물 실험에서 시력 회복, 근육 재생, 수명 연장에 효과가 있다는 사실을 확인하였습니다.

그 외 다양한 접근

텔로미어를 연장하는 텔로머라제 활성화 연구, 자가 포식 Autophagy을 촉진하는 라파마이신과 메트포르민, 염증 노화를 억제하는 항염증 치료 등 다양한 접근이 시도되고 있습니다.

무엇보다 중요한 것은, 노화를 단순한 시간의 흐름이 아니라 '치료 가능한 생물학적 과정'으로 보는 패러다임의 전환입니다. 세계 보건 기구WHO는 2022년 국제 질병 분류ICD-11에 노화 관련 코드를 추가했습니다. 노화 자체를 질병으로 인정하면, 역노화를 목표로 한 약물 개발과 치료가 가능해집니다.

물론 아직 갈 길이 멉니다. 하지만 방향은 명확합니다. 노화는 이제 피할 수 없는 운명이 아니라, 인간이 이해하고 개입할 수 있는 생물학적 현상입니다. 우리 세대가 아니더라도, 우리 자녀 세대는 노화를 되돌리는 치료를 받으며 100세를 건강하게 살 수 있을지도 모릅니다. 노화 연구의 황금기는 바로 지금입니다.

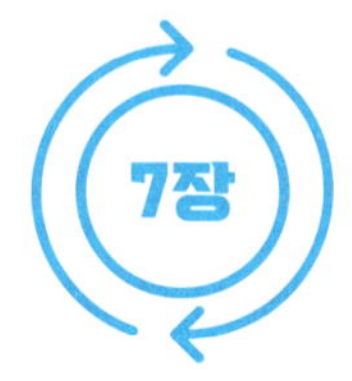

갱년기 증후군과 갱년기 비만
호르몬 변화가 만드는 신체·정신적 변화

'나는 분명 어제랑 똑같이 살았는데… 오늘따라 왜 이렇게 짜증이 나고, 땀은 줄줄 나고, 거울 속 내 얼굴은 또 왜 이렇게 낯설까?'

많은 여성이 40대 중후반에 들어서면서 이런 생각을 합니다. 이름하여 '갱년기'입니다. 이 단어를 들으면 마치 '끝판왕'을 만난 것처럼 두려워지는 게 사실입니다. 하지만 갱년기는 종착역이 아니라, 인생의 새로운 전환점입니다. 다만, 준비 없이 맞으면 다소 험난한 파도가 몰려올 수 있습니다. 제대로 알고 대비해야 이 시기를 건강하게 통과할 수 있습니다.

갱년기 증후군: 낯설어진 몸과 마음

한국 여성의 평균 폐경 연령은 49.7세로, 일반적으로 45세부터 55세 사이에 폐경을 경험하는 경우가 많습니다. 폐경은 마지막 생리 후 12개월이 지난 시점을 말하며, 폐경 전후 수년간을 갱년기 또는 폐경이행기라고 부릅니다.

✅ 왜 이런 증상이 생길까?

갱년기 시기에는 난소 기능이 점차 소진되면서 여성 호르몬인 에스트로겐이 급격히 감소합니다. 에스트로겐은 단순히 생식 기능만 담당하는 게 아닙니다. 뇌, 혈관, 뼈, 피부, 근육, 지방 조직까지 우리 몸 거의 모든 곳에 에스트로겐 수용체가 있습니다. 쉽게 말해, 집안 살림을 총괄하던 '가장'이 갑자기 휴직을 해 버린 겁니다. 그 결과 집(몸)이 엉망이 되는 거죠. 그래서 갱년기는 한 가지 증상의 문제가 아니라, 전신 시스템 전반이 재조정되는 시기로 이해해야 합니다.

에스트로겐 감소는 뇌의 체온 조절 중추를 불안정하게 만들고, 신경 전달 물질(세로토닌, 도파민) 균형을 깨뜨립니다. 혈관 탄력을 떨어뜨리고, 뼈에서 칼슘이 빠져나가게 하며, 피부 콜라겐을 감소시킵니다. 동시에 프로게스테론도 감소하면서 월경 주기가 불규칙해지고 결국 월경이 멈춥니다.

✔ 대표적인 증상

혈관 운동 증상

안면 홍조와 야간 발한이 가장 흔하게 나타납니다. 갑자기 확 더워지면서 얼굴과 가슴이 붉어지고 땀이 줄줄 흐릅니다. 한겨울에도 부채를 들고 다녀야 하고, 밤에는 잠옷을 여러 번 갈아입어야 할 정도로 식은땀에 젖습니다. 이는 에스트로겐 감소로 뇌의 체온 조절 중추가 예민해지면서 생기는 현상입니다. 한국 폐경 여성의 약 60~80%가 경험하며, 평균 7~10년간 지속됩니다.

수면 장애

'오늘은 꼭 자야지' 마음먹은 날, 이상하게 더 잠에 들기 힘듭니다. 어렵게 잠에 들더라도 자주 깨며, 새벽에 일찍 일어납니다. 야간 발한 때문에 깨기도 하지만, 에스트로겐 감소가 수면 조절 호르몬인 멜라토닌에 영향을 주기 때문입니다. 만성 수면 부족은 피로, 짜증, 집중력 저하를 불러일으키고 장기적으로는 우울증과 대사 질환 위험을 높입니다.

기분 변화

남편이 TV 채널만 돌려도 괜히 서운하고 화가 치밀 수 있습니다. 사소한 일에 눈물이 나고, 불안하고, 우울해집니다. 이는 단순히 '예민해서'가 아닙니다. 에스트로겐은 뇌에서 세로토닌(기분 조절), 도파민(동기와 즐거움 유발), 노르에피네프린(각성과 주의력 담당) 같은 신경 전달 물질의 생성과 활성을 조절합니다. 에스트로겐이 감소하면 이 신경 전달 물질들의 균형이 깨지면서 기분 변화가 생깁니다. 갱년기 여성의 약 40~50%가 우울 증상을 경험하며, 우울증 병력이 있다면 재발 위험이 높아집니다.

질 건조와 비뇨 생식기 증상

에스트로겐은 질 점막을 두껍고 촉촉하게 유지하는데, 에스트로겐이 감소하면 질이 건조해지고 얇아지며 탄력을 잃습니다. 성교통이 생기고, 가려움증과 작열감을 느끼며, 성욕도 감소합니다. 방광과 요도도 얇아져 빈뇨, 야간뇨, 절박뇨, 요실금이 생길 수 있습니다. 삶의 질을 크게 떨어뜨리지만, 부끄럽다는 이유로 의사에게 말하지 않는 경우가 많습니다.

근골격계 증상

무릎이 뻑뻑하고, 손목도 욱씬욱씬하며, 어깨가 굳습니다. "날씨 예보보다 내 무릎이 더 정확하다."라는 말이 실감됩

환자 이야기

"회의 중인데, 갑자기 얼굴이 달아올라 땀이 줄줄 흘러서 너무 창피했어요. 그래서 항상 물티슈를 챙겨 다니고, 회의실 에어컨 온도를 확인하게 됩니다. 밤에는 이불을 덮었다 걷었다를 반복하다 보니 남편도 잠을 못 자요."

— 52세 박 모 씨

"예전엔 소주 한 잔에도 유쾌했는데, 요즘은 남편이랑 밥만 먹어도 괜히 짜증이 납니다. 남편은 제가 갱년기라 그런다는데, 저는 남편이 갱년기 유발자 같아요. 아이들한테도 버럭 화를 내고 나면 나중에 후회되는데, 그 당시에는 감정 조절이 안 돼요."

— 49세 김 모 씨

"잠 좀 푹 자 보는 게 소원이에요. 언제부턴가 자려고 누우면 한두 시간 넘도록 잠이 안 와서 한참 뒤척이다가 겨우 잠들어요. 잠에 들어도 새벽 3~4시쯤 눈이 떠지고 다시 잠들기 힘들어요. 제대로 잠을 못 자니 낮에는 꾸벅꾸벅 졸고, 정말 미치겠어요."

— 47세 윤 모 씨

니다. 뼈에서 칼슘이 빠져나가는 것을 막는 에스트로겐이 감소하면 골밀도가 급격히 떨어집니다. 폐경 첫 5~10년간 매년 2~3%씩 골량이 줄어들어 골다공증 위험이 높아집니다. 관절 연골과 인대에도 에스트로겐 수용체가 있어, 에스트로겐이 감소하면 관절통과 근육통이 생깁니다.

인지 기능 변화

건망증이 심해지고, 집중력이 떨어지며, 쉬운 단어도 생각 나지 않습니다. "내가 뭘 하려고 했더라?"라는 말을 하루에도 여러 번 합니다. 에스트로겐은 뇌의 해마(기억력 담당)와 전두 엽(실행 기능)에서 신경 세포를 보호하고 시냅스를 유지하는 역 할을 합니다. 갱년기 '브레인 포그Brain Fog'는 일시적이며 대부 분 몇 년 후 개선되지만, 장기적인 인지 저하로 이어질 가능성 도 있습니다.

갱년기 비만: 숨만 쉬어도 찌는 살?

갱년기의 또 다른 고민은 허리 둘레입니다. 많은 여성이 폐경 전후로 평균 2~5kg의 체중이 증가하며, 특히 복부 지방 이 급격히 증가합니다.

✅ 왜 배로 몰릴까?

에스트로겐과 지방 분포의 변화

에스트로겐은 지방 분포를 조절하는 중요한 호르몬입니다. 가임기 여성은 에스트로겐 때문에 주로 엉덩이, 허벅지 부위에 지방이 축적되는 '배 모양Pear Shape' 체형을 유지합니다. 이러한 체형은 임신과 수유를 위한 에너지 저장소 역할을 합니다. 하지만 폐경 후 에스트로겐이 감소하면 지방 분포가 남성형 패턴으로 바뀝니다. 지방이 허벅지와 엉덩이에서 복부, 특히 내장으로 이동하여 '사과 모양Apple Shape' 체형이 됩니다.

이는 지방 세포에 있는 에스트로겐 수용체의 분포 차이 때문입니다. 복부 지방에는 에스트로겐 수용체 알파ERα가 많아 지방 축적을 억제하는 반면, 둔부와 허벅지 지방에는 에스트로겐 수용체 베타ERβ가 많아 지방 축적을 돕습니다. 폐경 후 에스트로겐이 줄면 지방 축적 억제 효과가 사라지면서 복부에 지방이 쌓입니다.

지방 세포에는 에스트로겐 수용체 외에도 다양한 호르몬 수용체가 있습니다. 이 수용체들은 부위마다 다르게 분포하기 때문에 지방이 축적되고 빠지는 속도도 부위마다 다릅니다. 상체와 복부 지방에는 지방 분해를 촉진하는 베타-아드레날린 수용체가 많아 다이어트를 하면 비교적 잘 빠지는 반면, 하체 지방(엉덩이, 허벅지)에는 지방 분해를 억제하는 알파 2-아드레날린 수용체가 많아 잘 빠지지 않습니다.

동시에 상대적으로 남성 호르몬(안드로겐)의 비율이 높아집니다. 안드로겐 수용체는 내장 지방에서 강하게 발현되는데, 폐경 후 에스트로겐과 안드로겐의 비율이 변하면서 내장 지방이 더 빠르게 증가합니다.

✅ 왜 아무리 노력해도 안 빠질까?

한두 끼만 굶어도 살이 쭉쭉 빠지던 2~30대 때와는 달리, 무슨 짓을 해도 체중계가 미동도 안 하는 것이 갱년기 다이어터들의 안타까운 현실입니다. 이제는 그저 '적게 먹고 많이 움직이기'가 아닌, '살이 안 빠지는 이유를 알고 교정해야' 건강하게 체중을 빼고, 유지할 수 있습니다.

기초 대사율의 감소

기초 대사율은 아무것도 하지 않고 가만히 있어도 몸이 소비하는 에너지입니다. 30대 이후 매년 약 1~2%씩 감소하는데, 주된 이유 중 하나는 근육량 감소입니다. 근육은 우리 몸에서 가장 많은 칼로리를 소비하는 조직인데, 나이가 들면서 점차 줄어듭니다.

에스트로겐 감소는 근육 소실을 가속화합니다. 에스트로겐은 근육 단백질 합성을 돕고 분해를 억제하는데, 에스트로겐이 감소하면 근육이 빠른 속도로 줄어듭니다. 폐경 후 10년간 약 10~15%의 근육량을 잃을 수 있습니다. 결과적으로 같은 양을 먹어도 예전보다 덜 태우게 되고, 남는 칼로리는 지방으로 축적됩니다. '숨만 쉬어도 찌는 살'이라는 표현이 괜히 나온 게 아닙니다.

인슐린 저항성의 증가

에스트로겐은 인슐린 감수성을 유지하는 역할을 합니다. 폐경 후 에스트로겐이 감소하면 세포가 인슐린 신호에 둔감해지는 인슐린 저항성이 생깁니다. 인슐린 저항성이 생기면 혈당 조절이 어려워지고, 결과적으로 췌장은 더 많은 인슐린을 분비합니다. 높은 인슐린 수치는 지방 저장을 촉진하고 지방 분해를 억제합니다.

특히 복부 내장 지방은 인슐린 저항성과 더욱 밀접하게 연관되어 있습니다. 지방 세포에 있는 인슐린 수용체는 특히 피하 지방에서 민감합니다. 인슐린은 지방을 저장시키고 지방 분해를 억제합니다. 그런데 내장 지방이 증가하면 인슐린 저항성이 악화되고, 인슐린 저항성이 악화되면 내장 지방이 더 쌓이는 악순환이 반복됩니다.

수면 부족과 스트레스

갱년기 여성의 약 절반이 불면증을 경험합니다. 수면이 부족해지면 식욕 조절 호르몬인 렙틴(식욕 억제)이 감소하고 그렐린(식욕 증가)이 증가하여 과식을 하게 됩니다. 특히 고칼로리, 고탄수화물 음식에 대한 욕구가 증가합니다.

갱년기는 신체적으로 변화할 뿐만 아니라 심리사회적 스트레스도 많이 받는 시기입니다. 자녀 독립, 부모 돌봄, 직장 스트레스, 노화에 대한 불안 등 걱정거리가 넘칩니다. 만성 스트레스는 코르티솔(스트레스 호르몬) 분비를 증가시킵니다.

코르티솔 수용체는 복부 내장 지방에 많이 분포합니다. 높은 코르티솔 수치는 복부 지방 축적을 촉진합니다. 또한 근육 분해를 증가시키며, 식욕을 자극합니다. 특히 단 음식과 기름진 음식에 대한 욕구가 증가하는데, 이를 '감정적 폭식Stress Eating'이라고 합니다.

호르몬의 연쇄적 불균형

에스트로겐이라는 한 축이 무너지면, 다른 여러 호르몬도

도미노처럼 연쇄적으로 반응합니다. 인슐린, 갑상선 호르몬, 부신 호르몬, 성장 호르몬 등의 혼선이 동시다발적으로 초래되며 기초 대사량 뿐만 아니라 전신 컨디션까지 저하됩니다. 이 균형을 되찾는 것이 갱년기 비만을 근본적으로 해결하는 첫 단추가 될 수 있습니다.

✅ 문제는 단순 미용이 아니다

복부 비만, 특히 내장 지방은 미용 문제에 그치지 않습니다. 갱년기 뱃살은 '건강 경고등'이라고 할 수 있습니다. 내장 지방은 단순한 에너지 저장고가 아니라 활발한 내분비 기관입니다. 염증성 사이토카인TNF-α, IL-6, 유리지방산, 아디포카인을 분비하여 심혈관 질환, 제2형 당뇨병, 지방간, 대사 증후군과 같은 여러 가지 건강 문제를 일으킵니다.

✅ 왜 유독 뱃살만 안 빠질까?

많은 여성이 "운동도 하고 식사도 조절하는데 왜 뱃살이 안 빠질까?"라고 궁금해합니다. 앞서 설명했듯이 이는 지방 세포에 있는 호르몬 수용체의 분포 차이 때문입니다. 복부 지방은 여러 호르몬의 영향을 받아 쉽게 찌기도 하지만, 전체 지방량이 충분히 감소하면 빠지기도 합니다.

또한 부위와 상관없이 지방 조직이 '셀룰라이트' 상태가 되면 혈류량이 부족해져 지방 분해가 더욱 어려워집니다. 셀룰라이트란 지방 세포가 비대해지고, 결합 조직이 두꺼워지며, 혈액과 림프 순환이 나빠진 상태를 말합니다.

따라서 원하는 부위의 지방이 빠질 때까지 충분한 시간을 두고 감량해야 합니다. 지방 분해 속도는 부위별로 차이가 있지만, 결국 '전체 지방량 감소'가 궁극적인 목표입니다. 한 달에 2~4kg 정도의 속도로 천천히 감량하는 것이 가장 건강하고 지속 가능한 방법입니다.

환자 이야기

"예전엔 3kg쯤 찌면 금방 뺄 수 있었는데, 요즘은 1kg 빼려면 전쟁을 해야 해요. 운동을 해도 배는 꿈쩍도 안 하고, 오히려 팔다리만 더 가늘어지는 것 같아요. 허리둘레가 10cm나 늘어나서 옷을 전부 새로 사야 했어요."

– 55세 이 모 씨

대처 방법: 작은 습관의 중요성

갱년기 증상과 체중 증가는 결코 피할 수 없는 운명이 아닙니다. 규칙적인 운동, 균형 잡힌 식단, 충분한 수면과 스트레스 관리 등 적절한 생활 습관 개선만으로도 호르몬 변화에 따른 불편함을 크게 줄일 수 있습니다. 필요한 경우 호르몬 치료나 전문의 상담 등 의료적 도움을 받으면 효과적으로 증상을 완화할 수 있습니다. 이렇게 적극적인 관리를 통해 갱년기에도 충분히 건강하고 활기찬 일상을 유지할 수 있습니다.

✅ 식사 관리

단백질 섭취 증가

근육 소실을 막고 포만감을 유지하려면 단백질 섭취가 필수입니다. 갱년기 여성은 체중 kg당 하루 1.2~1.5g의 단백질을 섭취해야 합니다. 체중이 60kg인 여성이라면 하루 72~90g에 해당합니다. 닭가슴살, 생선, 계란, 두부, 콩 등 단백질이 많이 포함된 음식을 매 끼니에 포함해야 합니다.

정제 탄수화물 줄이기

흰 빵, 흰 쌀밥, 면, 과자, 단 음료는 혈당을 급격히 올려 인슐린 분비를 자극하고 지방 축적을 촉진합니다. 대신 현미, 귀리, 통밀, 고구마 같은 통곡물을 선택하는 걸 권장합니다.

건강한 지방 섭취

지방 섭취를 무조건 피할 필요는 없습니다. 오메가-3 지방산(등 푸른 생선, 아마씨, 호두 등)과 불포화 지방산(올리브유, 아보카도, 견과류 등) 같은 건강한 지방은 염증을 줄이고 심혈관 건강을 돕습니다.

식물성 에스트로겐

콩, 두부, 된장 같은 대두 식품에 포함된 이소플라본은 약한 에스트로겐 효과가 있어 갱년기 증상 완화에 도움이 될 수 있습니다. 하지만 효과는 개인차가 크고 호르몬 치료를 대체할 수는 없습니다.

간헐적 단식

하루 3끼를 챙겨 먹기 힘들거나 야식을 먹는 습관이 있다면 간헐적 단식(16:8, 즉 16시간 금식·8시간 식사)도 도움이 됩니다. 인슐린 민감도를 개선하고 지방 분해를 촉진하며 세포 자가 포식Autophagy을 활성화합니다. 단, 영양 결핍이 생기지 않도록 식사 시간에 영양소를 충분히 섭취해야 합니다.

✅ 운동

근력 운동

걷기 운동만으로는 부족합니다. 갱년기에는 근육이 빠르게 줄어들기 때문에 이를 방지하는 근력 운동이 필수입니다. 스쿼트, 런지, 아령 들기, 탄력밴드, 플랭크 같은 근육을 자극하는 운동을 주 2~3회 이상 꾸준히 해야 합니다. 처음에는 맨몸 운동으로 시작해 점차 무게를 늘려야 합니다. 근력 운동은 근육량을 유지하고, 기초 대사율을 높이며, 인슐린 감수성을 개선합니다. 또한 골밀도를 증가시키며 낙상을 예방합니다.

유산소 운동

빠르게 걷기, 조깅, 자전거, 수영 같은 유산소 운동은 심폐 기능을 유지하고 칼로리를 소모하며 스트레스를 줄입니다. 주 150분 이상(하루 30분씩 주 5회) 지속하기를 권장합니다.

혈류 개선

셀룰라이트가 쌓인 부위는 마사지, 온찜질, 반신욕으로 혈류를 개선해야 합니다. 혈액과 림프 순환이 좋아지면 지방 분해 효율이 올라가고 피부 탄력도 좋아집니다. 혈류가 충분해진 상태에서 유산소 운동까지 병행하면 효과가 더욱 좋습니다.

일상 활동량 늘리기

엘리베이터 대신 계단 이용하기, 가까운 거리는 걸어 다니기, 집안일 하기 등 일상에서 움직임을 늘려 보세요.

✅ 수면과 스트레스 관리

수면 위생 개선

매일 같은 시간에 자고 일어나기, 침실을 어둡고 조용하게 유지하기, 잠자기 2~3시간 전에는 카페인과 술 피하기, 저녁 늦게 과식하지 않기, 스마트폰은 잠자리에서 멀리 두기 등을 실천하세요. 잠들기 전 미지근한 물로 샤워하거나 명상, 가벼운 스트레칭을 하는 것도 좋습니다.

스트레스 관리

명상, 요가, 심호흡, 취미 활동, 사회적 관계 유지 등이 큰 도움이 됩니다. 스트레스를 완전히 없앨 수는 없지만, 대처 방식을 바꿀 수는 있습니다.

✅ 의료적 도움

호르몬 치료(HRT)

갱년기 증상이 심하고 삶의 질이 떨어진다면 호르몬 치료를 고려할 수 있습니다. 에스트로겐과 프로게스테론(자궁이 있는 경우)을 보충하는 치료로, 안면 홍조, 야간 발한, 질 건조, 골다공증을 효과적으로 개선합니다.

HRT는 60세 이전 또는 폐경 10년 이내에 시작하면 심혈관 질환을 예방하는 효과도 있습니다. 하지만 유방암, 혈전증 위험이 약간 증가할 수 있어, 개인의 위험 인자와 이익을 평가하여 의사와 충분히 상의한 후 결정해야 합니다. 최소 유효 용량으로 최단 기간 사용하는 것이 원칙입니다.

기능의학적 접근

호르몬 불균형은 에스트로겐만의 문제가 아닙니다. 갑상선, 코르티솔, 인슐린, 성장 호르몬, DHEA 등 여러 호르몬이 복합적으로 작용합니다. 기능의학에서는 포괄적인 호르몬 검사를 통해 개인 맞춤 치료를 제공합니다.

영양 보충

비타민 D(하루 1000~2000 IU)는 뼈 건강과 기분 조절에 중요한 역할을 합니다. 오메가-3(EPA+DHA 1000~2000mg)는 염증을 줄이고 심혈관이 건강할 수 있도록 돕습니다. 칼슘(하루 1000~1200mg)은 골다공증 예방에 필수입니다. 비타민 B군은 에너지 대사와 신경 기능을 향상시키는 데 도움이 됩니다.

최첨단 항노화 치료

NAD$^+$ 전구체NMN, NR는 미토콘드리아 기능을 회복시켜 에너지와 대사를 개선합니다. 엑소좀 치료는 세포 간 통신을 회복시키고 조직 재생을 촉진합니다. 줄기세포 치료는 난소, 뼈, 근육, 비뇨생식기 조직의 재생과 염증 조절을 통해 증상과 기능 저하를 완화하기 위해 활용되고 있습니다.

체형 관리 시술

고집 센 복부 지방에는 지방 분해 주사, 고주파RF, 초음파 HIFU, 냉동 지방 분해 같은 국소 시술이 도움이 될 수 있습니다. 이러한 시술들은 운동과 식단 조절로도 잘 빠지지 않는 부위의 지방을 선택적으로 감소시키는 데 효과적입니다. 전문가와 시술 부위, 종류, 치료 기간 등을 논의하여 안전하게 시술하는 것이 무엇보다 중요합니다.

결론: 갱년기는 '끝'이 아니라 '업데이트'

갱년기를 흔히 '여성의 봄날이 끝났다'라고 표현하는데, 이는 사실이 아닙니다. 갱년기는 새로운 인생 2막을 준비하는 과정입니다.

한국 여성의 평균 수명은 86세입니다. 50세에 폐경한다면 인생의 3분의 1 이상을 폐경 후 상태로 삽니다. 그렇기에 이 시기를 어떻게 보내느냐가 노년기 건강과 삶의 질을 결정합니다. 갱년기는 단순히 호르몬이 줄어드는 시기가 아니라, 심혈관 질환, 골다공증, 치매 같은 노화 질환의 위험이 급격히 증가하는 전환점입니다. 하지만 이 시기에 얼마나 적극적으로 관리하느냐에 따라 건강 수명을 크게 연장할 수도 있습니다.

이제 갱년기를 두려워하지 마세요. '나는 늙어가는 게 아니라, 리모델링하는 중이다.' 이렇게 생각하는 순간, 갱년기는 위기가 아니라 기회가 됩니다. 더 건강하고, 더 지혜롭고, 더 자유로운 인생 2막을 준비하는 시간으로 말입니다.

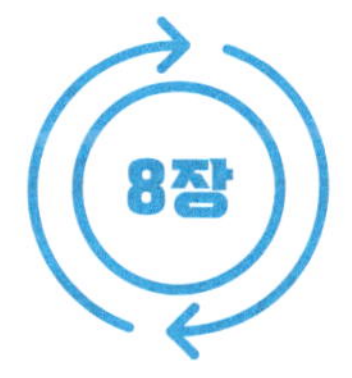

면역과 염증
몸속에 숨어 있는 작은 불씨

나이가 들면 우리 몸의 면역력은 '군대의 전투력'처럼 약해집니다. 예전엔 감기에 걸려도 하루 이틀이면 금방 낫던 사람이 이제는 일주일 넘게 콜록거립니다. 또는 이상하게도 몸 여기저기가 자주 붓고 아픕니다. 하지만 병원에 가 보면 뚜렷한 진단명이 나오지 않습니다.

이 모순적인 현상의 이름은 바로 '면역 노화Immunosenescence'와 '염증 노화Inflammaging'입니다. 면역력은 약해지는데 염증은 오히려 증가하는 현상으로, 이는 노화의 가장 역설적이고도 위험한 특징입니다.

면역 세포의 노화: 군대의 혼란

우리 몸의 방어군, 면역 시스템

면역 시스템은 우리 몸을 지키는 군대입니다. 세균, 바이러스, 곰팡이, 기생충 같은 외부 침입자를 막고, 암세포처럼 내부에서 생긴 이상 세포를 제거합니다. 이 군대는 크게 두 부대로 나뉩니다. 바로 선천 면역과 적응 면역입니다.

선천 면역(Innate Immunity)

태어날 때부터 가지고 있는 1차 방어선입니다. 피부, 점막, 위산 같은 물리적·화학적 장벽이 첫 번째이고, 침입자가 들어오면 즉시 출동하는 백혈구(호중구, 대식 세포, NK세포)가 두 번째입니다. 적을 가리지 않고 무조건 공격하는 '보병'입니다.

적응 면역(Adaptive Immunity)

특정 적을 기억하고 맞춤형 무기(항체)를 만들어 공격하는 2차 방어선입니다. T세포와 B세포가 주역으로, 한 번 싸운 적은 기억해 두었다가 다시 침입하면 훨씬 빠르고 강하게 대응하는 '특수 부대'입니다. 젊을 때 이 군대는 강력하고 효율적입니다. 하지만 나이가 들면서 군대에 문제가 생깁니다.

 면역, 무엇이 변하는가?

흉선 퇴화와 T세포 감소

면역 시스템의 핵심인 T세포는 흉선Thymus이라는 작은 장기에서 훈련받고 성숙합니다. 문제는 흉선이 사춘기 이후부터 서서히 지방으로 바뀌면서 퇴화한다는 점입니다. 50대가 되면 흉선 기능의 약 90%가 사라집니다.

결과적으로 새로운 T세포Naive T Cell 생산이 급격히 감소합니다. 새로운 적을 만났을 때 대응할 신병이 부족해지는 겁니다. 대신 기존에 있던 기억 T세포Memory T Cell만 남아서, 새로운 감염이나 백신에 대한 반응이 약해집니다.

면역 세포 기능 저하

남아 있는 면역 세포들도 기능이 떨어집니다. NK세포(자연 살해 세포)는 암세포나 바이러스 감염 세포를 찾아 내 즉시 제거하는 특수 부대입니다. 그런데 나이가 들면 암세포를 인식하는 능력이 떨어지고 살상력도 약해집니다. 이 때문에 나이가 들수록 암 발생률이 급증하게 됩니다.

대식 세포는 침입자를 잡아먹고(포식), 다른 면역 세포에게 알리는(항원 제시) 역할을 합니다. 그런데 노화가 시작되면 대식 세포의 포식 능력이 떨어지고 염증 물질을 과도하게 분비합니다. 호중구는 세균을 죽이는 1차 방어군인데, 나이가 들면 호중구의 이동 속도가 느려지고 세균을 죽이는 능력이 약해집니다. 그래서 노인은 폐렴이나 요로 감염에 쉽게 걸리고 이는 곧 패혈증으로 진행할 위험이 높습니다.

항체 반응 약화

B세포는 항체를 만들어 침입자를 중화시킵니다. 나이가 들면 B세포가 만드는 항체의 다양성과 질이 떨어집니다. 특히 새로운 항원에 대한 항체 생산이 약해집니다. 이러한 이유로 노인은 백신을 맞아도 젊은이만큼 효과가 없습니다. 예를 들어 독감 백신의 효과가 젊은 성인에게는 70~90%로 나타나는 반면, 65세 이상에게는 30~40%로 나타납니다.

면역 세포 간 균형 붕괴

면역 시스템은 공격과 억제의 균형이 중요합니다. 조절 T세포Treg는 과도한 면역 반응을 억제하는 '헌병' 역할을 합니다. 나이가 들면 조절 T세포의 기능이 약해져 자가 반응성 면역 세포를 제대로 억제하지 못합니다.

동시에 B세포는 자가 항체를 과도하게 생산하고, 만성 염증 신호가 면역 시스템을 과민하게 만듭니다. 결국 면역 시스템이 자기와 비자기를 구별하는 능력을 잃으면서 무차별적으로 자신의 조직을 공격합니다. 류마티스 관절염, 자가 면역 갑상선 질환, 쇼그렌 증후군 같은 자가 면역 질환이 중년 이후 증가하는 이유입니다.

암 발생 증가

면역 감시 기능이 약화되면서 체내에서 발생하는 비정상 세포를 효과적으로 제거하지 못합니다. 암세포를 직접 공격하는 NK세포의 수와 기능이 떨어지면서 초기 암세포가 살아남아 증식할 가능성이 커집니다. 그 결과 노년기에 암 발생률이 증가하고, 암의 진행 속도와 치료 반응도 불리해집니다.

만성 염증: 꺼지지 않는 작은 불씨
✓ 염증이란 무엇인가?

염증은 본래 우리 몸을 지키는 정상적인 면역 반응입니다. 세균이 침입하거나 조직이 손상되면 면역 세포가 달려들어 침입자를 제거하고 손상 부위를 치유합니다. 이 과정에서 발적, 열감, 부종, 통증이 생기는데 이를 급성 염증이라고 합니다. 며칠에서 몇 주 안에 염증은 사그라들고 조직은 회복됩니다.

하지만 나이가 들면 다른 종류의 염증이 생깁니다. 겉으로 보기엔 멀쩡하고 열이 나거나 붓는 증상도 없지만, 몸속에서 '작은 불길'이 계속 피어오릅니다. 이를 '만성 염증Chronic Inflammation' 또는 '조용한 염증Silent Inflammation'이라고 부르며, 학술적으로는 '염증노화Inflammaging'라고 합니다.

✅ 왜 만성 염증이 생길까?

노화 세포의 염증 물질 분비

텔로미어가 짧아지고 DNA 손상이 쌓인 세포는 '노화 세포Senescent Cell'가 됩니다. 노화 세포는 죽지도 않고 일도 하지 않으면서 SASPSenescence-Associated Secretory Phenotype라는 이름으로 염증성 사이토카인IL-6, IL-1β, TNF-α, 케모카인, 성장 인자, 단백질 분해 효소를 주변에 뿜어 냅니다. 이 염증 물질들은 주변 정상 세포를 손상시키고, 혈관을 약하게 만들며, 조직 구조를 파괴합니다. 또한 다른 세포까지 노화시킵니다. 노화 세포는 나이가 들수록 쌓이므로 만성 염증도 함께 증가합니다.

면역 세포 오작동

면역 세포가 노화하면서 정상 조직을 적으로 오인하거나, 침입자가 없는데도 경보를 울립니다. 대식 세포와 호중구는 염증 물질을 과도하게 분비하면서 염증을 증폭시키는데, 조절 T세포의 기능 약화로 과도한 염증을 억제하지 못합니다.

장 건강 악화

장은 우리 몸 면역 세포의 약 70%가 모여 있는 최대 면역 기관입니다. 나이가 들면 장벽이 약해지고(장 누수 증후군Leaky Gut), 장내 미생물 균형이 깨지면서Dysbiosis 유해균이 증가합니다. 장벽이 약해지면 세균 파편LPS이 혈류로 새어 나가 온몸에 염증을 일으킵니다.

내장 지방의 염증 물질 분비

내장 지방은 활발한 내분비 기관입니다. 특히 비대해진 내장 지방 세포는 염증성 사이토카인TNF-α, IL-6, MCP-1과 유리 지방산을 분비하여 전신 염증을 일으킵니다. 나이가 들면서 복부 비만이 생기면 만성 염증도 함께 증가합니다.

미토콘드리아 손상

노화된 미토콘드리아는 에너지를 만드는 과정에서 활성 산소ROS를 과도하게 생성합니다. 활성 산소는 DNA, 단백질, 지질을 손상시키고 염증을 촉발합니다. 손상된 미토콘드리아 파편이 세포 밖으로 나가면 면역 세포가 이를 '위험 신호'로 인식해 염증 반응을 일으킵니다.

만성 스트레스와 수면 부족

만성 스트레스는 코르티솔과 카테콜아민(아드레날린, 노르 아드레날린) 분비를 증가시켜 면역 기능을 억제하고 염증을 증가시킵니다. 이와 마찬가지로 수면이 부족하면 염증성 사이토카인이 증가하고 항염증 기전이 약화됩니다.

✅ 만성 염증, 어떤 영향을 줄까?

심혈관 질환

염증성 사이토카인은 혈관 내피세포를 손상시키고, LDL 콜레스테롤의 산화를 촉진합니다. 또한 혈관벽에 플라크 형성을 가속화합니다. 플라크가 불안정해지고 파열되면 혈전이 생겨 심근 경색이나 뇌졸중이 발생합니다. 심혈관 질환은 사실 '혈관의 염증성 질환'입니다. 염증 지표인 CRP C-Reactive Protein가 높으면 심혈관 질환 위험이 2~3배 증가합니다.

당뇨병

염증은 인슐린 저항성의 직접적인 원인입니다. TNF-α 와 IL-6 같은 염증성 사이토카인은 인슐린 신호 전달을 방해하고, 췌장 베타세포를 손상시켜 인슐린 분비를 감소시킵니다. 내장 지방이 많을수록 염증이 심해지고 당뇨병 위험이 높아집니다.

치매

만성 염증은 뇌에도 영향을 줍니다. 염증성 사이토카인이 혈액-뇌 장벽을 통과하거나, 뇌 자체의 면역 세포인 미세 아교 세포Microglia가 활성화되어 염증을 일으킵니다. 염증은 신경 세포를 손상시키고, 베타아밀로이드 플라크와 타우 단백질 축적을 촉진하며, 신경 연결(시냅스)을 파괴합니다. 염증 수치가 높은 사람은 알츠하이머병에 걸릴 위험이 2배 높습니다.

관절염

류마티스 관절염은 자가 면역 질환이지만, 골관절염도 염증이 중요한 역할을 합니다. 연골이 닳으면서 나온 파편들이 관절 내부에 염증을 일으키고, 이렇게 생긴 염증은 다시 연골 파괴를 가속화하는 악순환을 일으킵니다.

암

만성 염증은 암의 '거름' 역할을 합니다. 염증은 DNA 손상을 일으키고, 세포 증식을 자극합니다. 또한 혈관 신생(암에 영양 공급)을 촉진하고, 암세포가 면역 감시를 피하도록 돕습니다. '염증은 암의 토양'이라는 말이 있습니다. 만성 염증성 질환(궤양성 대장염, 만성 간염, 만성 췌장염)이 있으면 해당 장기의 암 발생률이 크게 증가합니다.

근감소증

염증성 사이토카인은 근육 단백질 분해를 증가시키고 합성을 감소시켜 근육 소실을 가속화합니다. 노인의 쇠약Frailty과 염증은 밀접하게 연관되어 있습니다.

우울증

염증은 뇌에서 세로토닌 대사를 방해하고 신경가소성을 감소시켜 우울증을 유발합니다. 우울증 환자의 약 30%는 염증 수치가 높으며, 항우울제가 잘 듣지 않습니다.

골다공증

염증성 사이토카인은 파골 세포(뼈를 분해하는 세포)를 활성화하고 조골세포(뼈를 만드는 세포)를 억제합니다. 또한 골 소실을 가속화하기도 합니다.

실천 전략: 불씨를 끄는 생활 습관

✓ 항염증 식단

염증을 유발하는 음식 피하기

● 정제 탄수화물(흰 빵, 흰 쌀밥, 과자, 케이크 등): 혈당을 급격히 올려 염증을 증가시킵니다.

● 설탕과 과당(단 음료, 사탕, 시럽 등): 직접적으로 염증 경로를 활성화합니다.

● 튀긴 음식과 트랜스지방(감자튀김, 도넛, 마가린 등): 혈관을 손상시키고 염증을 유발합니다.

● 가공육(햄, 소시지, 베이컨 등): 염증 물질과 발암 물질이 많습니다.

● 과도한 알코올: 장벽을 손상시키고 염증을 증가시킵니다.

이런 음식들은 불씨에 기름을 붓는 격입니다.

항염증 음식 늘리기

● 오메가-3 지방산(등 푸른 생선, 아마씨, 치아씨, 호두 등): 강력한 항염증 효과가 있습니다. 주 2~3회 이상 섭취하세요.

● 색깔 있는 채소(브로콜리, 시금치, 케일, 토마토, 당근 등): 항산화 물질과 식이 섬유가 풍부합니다.

● 베리류(블루베리, 딸기, 라즈베리 등): 안토시아닌 같은 항산화 물질이 염증을 줄입니다.

● 견과류(아몬드, 호두, 피칸 등): 건강한 지방과 비타민 E가 풍부합니다.

● 올리브유: 올레오칸탈이라는 성분이 이부프로펜처럼 항염증 효과를 냅니다.

● 통곡물(현미, 귀리, 퀴노아 등): 식이 섬유가 장 건강을 돕고 염증을 줄입니다.

● 녹차: 카테킨이 항산화·항염증 효과를 냅니다.

● 발효 식품(김치, 요거트, 낫토 등): 장내 유익균을 늘려 장을 건강하게 해 주고 면역력을 강화시킵니다.

✅ 규칙적인 운동

운동은 강력한 항염증 효과가 있습니다. 규칙적인 운동은 염증성 사이토카인IL-6, TNF-α, CRP을 감소시키고, 항염증 물질을 증가시킵니다. 면역 세포 기능도 개선합니다. 운동은 불씨를 끄고 새로운 세포를 깨워 주는 몸속 소방차입니다.

유산소 운동

빠르게 걷기, 조깅, 자전거, 수영 같은 운동을 주 150분 이상(하루 30분씩 주 5회) 꾸준히 하세요. 중등도 강도(숨이 약간 차지만 대화는 가능한 정도)가 적당합니다.

근력 운동

주 2~3회 근력 운동을 병행하세요. 근육은 미오카인이라는 항염증 물질을 분비합니다. 근육량이 많을수록 만성 염증이 적게 발생합니다.

과도한 운동은 피하기

지나친 운동(마라톤, 극한 운동)은 오히려 염증을 증가시킬 수 있습니다. 적당한 강도와 충분한 회복이 중요합니다.

✔ 충분한 수면

수면 부족은 염증을 증가시키는 가장 강력한 요인 중 하나입니다. 하루 6시간 미만으로 자는 사람은 7~8시간 자는 사람보다 CRP와 IL-6 수치가 훨씬 높습니다. 잠을 자는 동안 우리 몸은 손상된 조직을 복구합니다. 또한 면역 세포를 재충전하며, 염증 물질을 제거합니다. 충분한 수면은 면역 기능을 강화하고 염증을 줄입니다.

✅ 스트레스 관리

만성 스트레스는 코르티솔과 카테콜아민을 지속적으로 분비시켜 면역 기능을 억제하고 염증을 증가시킵니다. 스트레스를 잘 관리하고 조절할 수 있는 건강한 나만의 루틴을 만들어 나가야 합니다.

✅ 체중 관리

내장 지방은 염증의 주요 공장입니다. 체중을 5~10%만 줄여도 염증 수치가 크게 개선됩니다. 특히 복부 둘레를 줄이는 데 큰 역할을 합니다(남성 90cm, 여성 85cm 미만).

✅ 금연과 절주

흡연은 염증을 극적으로 증가시키는 강력한 요인입니다. 담배를 끊는 순간부터 염증이 즉시 감소하기 시작합니다. 술도 과도하게 마시면 알코올이 장벽을 손상시키고 염증을 증가시키므로 절주 및 금주가 권장됩니다.

✅ 구강 건강 관리

치주염은 만성 염증의 숨은 원인입니다. 잇몸 세균이 혈류로 들어가 온몸에 염증을 일으킬 수 있습니다. 정기적인 치과

50대 여성 김모 씨는 "나는 감기 한 번 안 걸리는 체질"이라고 자랑했습니다. 실제로 감기에는 잘 안 걸렸지만, 최근 들어 이상한 증상이 생겼습니다.

치과에서 스케일링을 받았는데, 잇몸 부기가 2주 넘게 가라앉지 않았습니다. 무릎과 손목이 자주 붓고 아팠습니다. 아침에 일어나면 손가락이 뻣뻣해져 있었습니다. 이유 없이 피곤하고, 집중이 안 되며, 체중도 조금씩 늘었습니다.

종합 검진에서 혈압, 혈당, 콜레스테롤은 정상 범위였지만, 염증 지표인 CRPC-Reactive Protein가 5.2 mg/L로 높게 나왔습니다 (정상은 1.0 mg/L 미만). 의사는 '만성 염증 상태'라고 설명하며 '생활 습관부터 바꿔야 한다'고 권고했습니다.

김 씨는 자신의 식습관을 돌아봤습니다. 야근이 잦다 보니 저녁은 주로 배달 음식(치킨, 피자, 중식 등)으로 때웠습니다. 운동은 1년에 한두 번 하는 등산이 전부였고, 늦은 밤 과자와 와인을 먹으며 스트레스를 풀었습니다. 잠은 5~6시간 자면 다행이었습니다. 의사의 조언에 따라 김 씨는 생활 습관을 바꾸기 시작했습니다.

- **식단 개선:** 기름진 음식과 가공 식품 대신 채소, 생선, 통곡물

섭취를 늘렸습니다. 특히 고등어, 연어 같은 등 푸른 생선을 주 3회 이상 먹고, 샐러드에는 올리브유와 견과류를 뿌렸습니다. 간식은 과자 대신 블루베리와 호두로 바꿨습니다.

● **규칙적인 운동:** 매일 아침 30분 빠르게 걷기를 시작했습니다. 주말에는 요가 수업에 다녔습니다. 처음에는 힘들었지만, 2주쯤 지나니 몸이 가벼워지는 느낌이 들었습니다.

● **수면 개선:** 잠자기 1시간 전에는 스마트폰을 보지 않고, 따뜻한 물로 샤워한 후 명상 앱으로 10분간 호흡 명상을 했습니다. 침실은 어둡고 시원하게 유지했습니다.

● **스트레스 관리:** 퇴근 후 집에 오면 습관적으로 TV를 켜는 대신, 발코니에서 차를 마시며 10분간 멍 때리기를 했습니다. 주말에는 친구들과 수다를 떨며 웃는 시간을 늘렸습니다.

3개월 후, 김 씨는 다시 검진을 받았습니다. CRP는 1.8mg/L로 떨어졌고, 무릎과 손목 통증도 거의 사라졌습니다. 피로감이 줄고 집중력이 좋아졌으며, 체중도 3kg 빠졌습니다. 무엇보다 아침에 일어날 때 몸이 가볍고 기분이 좋았습니다.

김 씨: "몸속에서 연기가 나는 줄도 몰랐는데, 이제 창문을 열고 환기한 기분이에요. 건강 검진이 이렇게 중요한 줄 몰랐어요. 앞으로는 계속 이렇게 살아야겠어요."

검진과 스케일링, 철저한 양치질과 치실 사용이 권장됩니다.

✅ 장 건강 돌보기

장은 면역의 70%를 담당합니다. 식이 섬유가 풍부한 음식(채소, 과일, 통곡물, 콩류 등), 발효 식품(김치, 요거트, 낫토 등), 프로바이오틱스 보충이 장 건강과 면역력 강화를 돕습니다.

✅ 정기 검진

만성 염증은 혈액 검사로 확인할 수 있습니다. CRP, ESR, 백혈구 수 및 분포, 페리틴, IL-6, TNF-α 등의 염증 지표를 통해 내 몸의 급성 및 만성 염증을 확인할 수 있습니다. 정기적으로 이런 지표들을 추적하면서 생활 습관 개선 및 항노화 치료의 성과를 객관적으로 확인할 수 있습니다. 한 가지의 지표만으로 염증 상태를 단정 지을 수 없으므로 검진 결과에 대한 전문가의 상담이 필수적입니다.

기능의학적 접근과 최첨단 치료

생활 습관 개선만으로 충분하지 않을 때는 의료적 도움이 필요합니다. 크게 구분하면 기능의학적 접근과 최첨단 치료 방법이 있습니다.

✅ 기능의학적 평가

기능의학에서는 염증의 근본 원인을 찾습니다. 장 건강 평가(장내 미생물 검사, 장 투과성 검사), 영양 상태 평가(비타민 D, 오메가-3, 항산화 물질), 호르몬 평가(갑상선, 코르티솔, 성 호르몬), 중금속 및 독소 평가 등을 통해 개인 맞춤 치료를 제공합니다.

✅ 영양 보충

오메가-3(EPA+DHA)

혈관 내 염증을 조절하고 백혈구 세포에 작용하는 '염증해소촉진 전달자SPMs'라는 항염증 물질 생성을 돕습니다. 하루 1000~2000mg 섭취하면 염증을 크게 줄일 수 있습니다.

비타민 D

면역 조절과 항염증 효과가 있습니다. 하루 1000~2000 IU 보충하는 것이 권장됩니다.

커큐민(강황)

강력한 항염증 효과가 있지만 흡수율이 낮습니다. 흡수율을 높인 제품이나 후추(피페린)와 함께 섭취하세요.

프로바이오틱스

장은 외부 병원체에 맞서는 1차 방어선입니다. 장내 미생물 균형은 면역 기능과 밀접하게 관련되어 있습니다. 프로바이오틱스는 장 건강 개선과 면역 기능 강화에 긍정적인 영향을 줍니다.

항산화 물질(비타민 C, 비타민 E, 셀레늄, 폴리페놀)

활성 산소를 제거하고 염증을 줄입니다.

✅ 최첨단 항노화 치료

세놀리틱 약물

노화 세포를 선택적으로 제거하여 SASP 분비를 줄입니다. 다사티닙과 퀘르세틴의 조합이 연구되고 있으며, 동물 실험에서 염증 감소와 수명 연장 효과가 확인되었습니다. 인간 대상 임상 시험도 진행하고 있습니다.

NAD^+ 전구체(NMN, NR)

미토콘드리아 기능을 회복시켜 활성 산소 생성을 줄이고 염증을 감소시킵니다.

엑소좀 치료

줄기세포에서 추출한 엑소좀은 항염증 효과가 있으며, 조직 재생을 촉진합니다.

메트포르민

당뇨병 약물이지만 항염증에도 효과가 있어 노화 연구에서 주목받고 있습니다.

자가 포식 촉진

간헐적 단식, 라파마이신 같은 방법으로 세포 자가 포식Autophagy을 활성화하면 손상된 세포 구성 요소를 제거하고 염증을 줄일 수 있습니다.

혈장교환술

노화 세포가 지속적으로 분비하는 만성 염증 물질을 비롯해, 체내에 축적된 이상 단백질과 미세 플라스틱 같은 각종 불순물, 자가 항체를 직접 제거함으로써 면역 체계를 안정화합니다. 그 결과 전신의 만성 염증 부담을 낮추고, 흐트러진 생리적 균형을 회복하도록 돕는 최첨단 항노화 치료로 주목받고 있습니다.

결론: 불씨를 끄고 면역을 강화하기

면역 노화와 만성 염증은 나이가 들면서 피할 수 없는 현상처럼 보입니다. 하지만 우리가 매일 무엇을 먹고, 얼마나 움직이고, 얼마나 자고, 어떻게 스트레스를 관리하느냐에 따라 그 속도와 정도는 매우 달라집니다.

항염증 식단, 규칙적인 운동, 충분한 수면, 스트레스 관리, 체중 관리, 금연, 절주라는 '7가지 소방수'를 매일 실천하세요. 정기적인 염증 지표 검사로 몸속 상태를 확인하고, 필요하다면 기능의학적 평가와 최첨단 치료도 고려해 보세요.

면역력을 강화하고 염증을 줄이는 일은 질병을 예방하는 차원을 넘어, 활기차고 건강한 노년을 맞이하는 열쇠입니다. 몸속 불씨를 끄는 작은 선택으로 미래의 삶을 완전히 바꿀 수 있습니다.

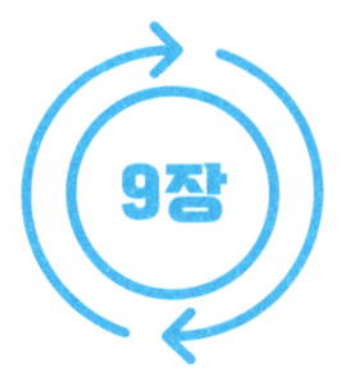

불면·우울·무기력
몸과 마음이 보내는 SOS

많은 중년 여성이 이렇게 말합니다. "새벽 3시면 눈이 번쩍 떠져요. 꼭 알람처럼요. 그러고 나서 다시는 잠이 안 와요." 50대 남성들도 다르지 않습니다. "예전에는 침대에 눕자마자 잠에 들었는데, 요즘은 한 시간씩 뒤척입니다."

불면, 우울, 무기력. 이 세 가지는 중년 이후 가장 흔하면서도 가장 간과하기 쉬운 증상입니다. "나이 들면 당연히 일어나는 변화 아니야?"라고 넘기곤 하지만, 사실 이 증상들은 우리 몸과 마음이 보내는 심각한 SOS 신호입니다.

불면: 충전이 안 되는 배터리

✅ 수면, 왜 중요한가?

뇌 청소

뇌에는 글림프계Glymphatic System라는 폐기물 처리 시스템이 있습니다. 낮 동안 뇌세포 활동으로 생긴 노폐물, 특히 베타아밀로이드 같은 독성 단백질을 잠잘 때 씻어 냅니다. 뇌척수액이 뇌 조직 사이를 흐르며 쓰레기를 수거하는데, 이 시스템은 주로 깊은 수면(3~4단계) 단계에서 활성화됩니다. 수면이 부족하면 베타아밀로이드가 쌓이고, 이는 알츠하이머병의 직접적인 원인이 됩니다.

기억 공고화

낮 동안 경험한 정보는 단기 기억(해마)에 임시 저장됩니다. 잠을 자는 동안 중요한 기억은 장기 기억(대뇌피질)으로 옮겨지고, 불필요한 정보는 삭제됩니다. 그런데 수면이 부족하면 새로운 정보를 습득하고 기억하는 능력이 떨어집니다.

호르몬 조절

성장 호르몬은 주로 깊은 수면 중에 분비되어 조직을 복구하고 근육을 만듭니다. 멜라토닌은 수면을 유도할 뿐만 아니라 강력한 항산화 작용을 하는 물질입니다. 렙틴(식욕 억제)과 그렐린(식욕 증가)의 균형도 수면으로 조절됩니다.

면역 회복

잠을 자는 동안 면역 세포가 재충전됩니다. 이때 염증이 가라앉으며, 감염에 대한 방어력이 회복됩니다. 수면이 부족하면 면역력이 떨어지고 감기에 걸릴 확률은 3배 높아집니다.

대사 조절

수면은 인슐린 감수성을 유지하고 혈당을 조절합니다. 수면 부족은 인슐린 저항성을 증가시켜 당뇨병 위험을 높입니다.

감정 조절

편도체(감정 처리 담당)와 전두엽(이성적 판단 담당)의 연결이 수면 중에 조율됩니다. 수면 부족은 심한 감정 기복을 유발하고 스트레스에 취약하게 만듭니다.

♥ 나이가 들면 수면이 어떻게 변할까?

나이가 들면서 수면의 양과 질이 모두 떨어집니다. 65세 이상의 약 50%가 수면 문제를 호소합니다.

멜라토닌 감소

멜라토닌은 송과선에서 분비되는 수면 호르몬으로, 어두워지면 증가하여 졸음을 유발합니다. 나이가 들면서 멜라토닌 분비량이 감소하고 리듬도 약해집니다. 특히 밤 동안 최고치가 낮아져 수면을 시작하고 유지하기가 어려워집니다.

생체 시계 전진

체내 시계가 앞으로 당겨지는 '전진 수면 위상 증후군'이 생깁니다. 저녁 8~9시에 졸려서 일찍 자고, 새벽 3~4시에 깨는 패턴입니다. 사회적 일정과 맞지 않아 수면 부족이 생깁니다.

깊은 수면 감소

수면은 4단계로 나뉘는데, 3~4단계를 깊은 수면 또는 서파 수면Slow-Wave Sleep이라고 합니다. 이 단계에서 성장 호르몬이 분비되고 뇌가 청소되며 면역이 회복됩니다. 나이가 들면서 깊은 수면이 급격히 감소하고, 얕은 수면(1~2단계)이 증가합니다. 결과적으로 같은 시간을 자도 회복이 덜 됩니다.

REM 수면 변화

REMRapid Eye Movement 수면은 꿈을 꾸는 단계입니다. 기억

공고화와 감정 처리에 중요한 역할을 합니다. 나이가 들면 REM 수면의 비율과 강도가 감소합니다.

자주 깸

수면 유지가 어려워져 밤에 여러 번 깹니다. 작은 소리나 불편함에도 쉽게 깨고, 한번 깨면 다시 잠들기 어렵습니다.

✅ 수면 부족의 결과

수면 부족이 장기화되면 단순히 피곤한 게 문제가 아니라 심각한 건강 문제로 이어집니다.

인지 기능 저하

집중력, 기억력, 판단력, 반응 속도가 떨어집니다. 만성 수면 부족은 치매 위험을 2배 높입니다. 하룻밤만 못 자도 베타 아밀로이드가 증가합니다.

면역력 저하

면역력이 떨어져 감기나 독감에 쉽게 걸립니다. 백신을 맞아도 효과가 떨어지며, 암 발생 위험도 증가합니다.

대사 질환

인슐린 저항성이 증가하여 당뇨병 위험이 2배 높아집니다. 식욕이 증가하고(특히 고칼로리 음식에 대한), 대사율이 떨어져 비만 위험이 높아집니다.

심혈관 질환

고혈압, 부정맥, 심근 경색, 뇌졸중 위험이 증가합니다. 하루 6시간 미만 수면은 심혈관 질환 위험을 48% 높입니다.

정신 건강

우울증, 불안 장애 위험이 증가하고, 기존 증상은 악화됩니다. 감정 조절이 어려워지고 스트레스에 취약해집니다.

노화 가속

수면 부족은 텔로미어를 짧게 만듭니다. 노화 세포를 증가시키고, 염증을 증가시킵니다. 즉, 노화를 가속화합니다.

우울: 색이 빠진 감정

✓ 우울, 단순한 슬픔이 아니다

불면은 자연스럽게 우울감으로 이어집니다. 우울증^{Major}

Depressive Disorder은 단순히 기분이 우울한 게 아닙니다. 뇌의 화학적 불균형으로 인한 질환입니다. 세로토닌, 도파민, 노르에피네프린 같은 신경 전달 물질이 감소하고, 해마(기억)와 전두엽(의사 결정)이 위축되며, 편도체(감정)가 과활성화됩니다. 염증이 증가하고, 스트레스 호르몬인 코르티솔이 만성적으로 높아지며, 신경가소성(뇌의 변화와 적응 능력)이 감소합니다.

예전엔 드라마 한 편만 봐도 울고 웃던 사람이, 이제는 주인공이 죽어도 감흥이 없습니다. 세상 모든 게 흑백 사진처럼 보이기 시작하는 것이죠. 음식 맛도 느껴지지 않고, 좋아하던 취미도 재미없고, 사람 만나기도 귀찮습니다.

✅ 중년 이후 우울증이 증가하는 이유

호르몬 변화

갱년기 여성은 에스트로겐의 급격한 감소로 우울증 위험이 2배 증가합니다. 에스트로겐은 세로토닌 생성과 수용체 활성을 조절하는데, 감소하면 기분 조절이 어려워집니다. 남성 또한 테스토스테론 감소로 우울증 위험이 증가합니다.

만성 질환

심혈관 질환, 당뇨병, 암, 만성 통증이 있으면 우울증 위험이 2~3배 높습니다. 질병 자체의 부담, 활동 제한, 미래에 대한 걱정과 불안 등이 우울증을 유발합니다.

사회적 고립

은퇴, 자녀 독립, 배우자나 친구 사망 등으로 사회적 관계가 줄어듭니다. 이로 인해 사회적 역할이 상실되고 외로움을 느끼며 이는 곧 우울증을 유발합니다. 사회적 고립은 흡연만큼이나 사망률을 높이는 요인입니다.

경제적 어려움

은퇴 후 소득 감소, 의료비 부담 등 노후에 닥칠 경제적 요인에 대한 불안이 스트레스를 줍니다.

신체 기능 저하

시력, 청력, 이동 능력이 떨어지면서 독립성과 자존감이 떨어집니다. 특히 청력 상실은 사회적 고립과 우울증을 유발하며 치매 위험도 높입니다.

만성 염증

앞 장에서 설명했듯이 만성 염증은 뇌에 영향을 주어 우울증을 유발합니다. 염증성 사이토카인은 세로토닌 대사를 방해하고 신경가소성을 감소시킵니다.

수면 부족

만성 불면은 우울증의 원인이자 결과입니다. 우울증과 불면은 서로 영향을 주며 악순환이 거듭됩니다.

✅ 우울증의 위험성

한국의 노인 우울증은 심각한 수준입니다. 한국 노인 자살률은 OECD 1위로, 65세 이상 인구 10만 명당 약 60명이 자살하고 있으며 이는 전체 연령대 평균의 3배에 달합니다. 노인 자살의 주요 원인은 우울증입니다.

우울증은 신체 질환을 악화시킵니다. 치료 순응도가 떨어지고, 건강 관리를 소홀히 하게 됩니다. 면역력이 떨어지고, 염증이 증가합니다. 심근 경색 후 우울증이 있으면 사망률이 3~4배 높아집니다. 우울증은 치매 위험을 2배 높입니다. 뇌를 손상시키고(해마 위축), 베타아밀로이드 축적을 촉진합니다. 더불어 사회적·인지적 활동을 감소시킵니다. 노년기 우울증은 생존과 직결된 핵심 건강 위험 요인으로, 적극적인 조기 개입과 관리가 필요합니다.

무기력: 방전된 에너지

✅ 무기력, 게으름이 아니다

불면과 우울에 더해지는 게 무기력감입니다. 아침에 일어나서 출근 준비만 했을 뿐인데 체력이 바닥나고, '왜 이렇게 의욕이 안 나지?'라는 생각이 듭니다. 무기력은 게으르거나 의지가 부족해서 생기는 게 아닙니다. 세포 수준에서 에너지 생산이 떨어진 상태입니다.

✅ 미토콘드리아: 세포 속 발전소

우리 몸의 에너지 화폐는 ATP_{Adenosine Triphosphate}입니다. ATP는 미토콘드리아에서 만들어집니다. 한 세포에는 수백에서 수천 개의 미토콘드리아가 있으며, 특히 많은 에너지가 필요한 뇌, 심장, 근육, 간에 많이 분포해 있습니다.

나이가 들면서 미토콘드리아가 손상되고 기능이 떨어집니다. 미토콘드리아 DNA가 돌연변이를 축적하고(미토콘드리아 DNA는 복구 능력이 약함), 막이 손상됩니다. 효소 활성이 감소하고, 활성 산소가 과도하게 생성됩니다. 손상된 미토콘드리아는 제거되지 않고 쌓입니다(미토파지 감소).

결과적으로 ATP 생산이 감소합니다. 마치 낡은 배터리가 금방 방전되는 현상과 같습니다. 몸이 무겁고, 금방 피로합니다. 의욕이 없고, 집중이 안 되며, 운동 후 회복이 느립니다.

✅ NAD⁺ 감소

NAD^+Nicotinamide Adenine Dinucleotide는 미토콘드리아에서 에너지를 만드는 데 필수적인 조효소입니다. 동시에 세포 복구, DNA 손상 회복, 유전자 발현 조절에도 관여합니다.

나이가 들면서 NAD^+ 수치가 급격히 감소합니다. 50대가 되면 20대의 절반 이하로 떨어집니다. NAD^+가 부족하면 미토콘드리아 기능이 더욱 떨어지고, 에너지가 고갈됩니다. 이로 인해 세포 복구가 안 되고, 노화가 가속화됩니다.

✅ 만성 피로 증후군

일부는 만성 피로 증후군CFS 또는 근육통성 뇌척수염ME/CFS으로 진행합니다. 6개월 이상 지속되는 극심한 피로입니다. 휴식만으로는 호전되지 않으며, 일상 활동이 50% 이상 감소합니다. 운동 후 권태감Post-Exertional Malaise, 수면 장애, 인지 장애(브레인 포그), 기립성 불내성(일어서면 어지러움) 등의 증상이 동반됩니다. 원인은 명확하지 않지만 미토콘드리아 기능 장애, 면역 조절 이상, 신경 내분비 이상, 만성 염증이 관여하는 것으로 보입니다.

우리가 할 수 있는 전략

✔ 수면 위생: 잠의 기본을 지키기

규칙적인 수면 시간

매일 같은 시간에 자고 일어나세요. 주말에도 예외 없이 지킵니다. 생체 시계를 조율하는 가장 효과적인 방법입니다.

침실 환경

어둡고(암막 커튼, 수면 안대 사용), 조용하고(귀마개, 백색소음 활용), 시원하게(18~20도) 유지하세요. 침대는 잠자는 곳으로만 사용하고 TV 시청, 스마트폰 보기, 업무는 금지입니다.

취침 전 루틴

잠자기 1~2시간 전부터 밝은 불을 줄이고, 스마트폰과 TV를 끄세요(블루라이트가 멜라토닌 분비를 억제). 대신 독서, 명상, 스트레칭, 따뜻한 샤워를 하세요.

낮에 햇볕 쬐기

아침이나 점심에 햇볕을 최소 30분 이상 쬐세요. 생체 시계를 조절하고 밤에는 멜라토닌 분비를 돕습니다.

카페인과 알코올

오후 2시 이후에는 카페인 섭취를 피하세요. 알코올은 잠드는 것 자체는 도와 주지만 깊은 수면을 방해하고 자주 깨게 만듭니다.

낮잠 조절

낮잠은 20~30분 이내, 오후 3시 이전으로 제한하세요.

운동

규칙적인 운동은 수면을 돕지만, 저녁 늦게는 피하세요. 최소 취침 3시간 전에는 운동을 마치는 게 좋습니다.

✓ 마음 관리: 감정 배터리 충전하기

사회적 연결

가족, 친구와 정기적으로 만나세요. 전화나 메시지만으로는 부족합니다. 직접 얼굴을 보고 수다 떨고 웃는 시간이 필요합니다. 동호회, 봉사 활동, 종교 모임도 좋습니다.

취미 활동

즐거움을 주는 활동을 하세요. 그림, 음악, 정원 가꾸기, 요리, 독서 무엇이든 좋습니다. 새로운 것을 배우는 일은 뇌를 자극하고 성취감을 줍니다.

명상과 마음 챙김

하루 10~20분의 명상과 마음 챙김은 생각과 감정에 휩쓸리지 않고 한 걸음 떨어져 바라보는 힘을 길러 줍니다. 이 과정에서 뇌 기능이 안정되고 자율 신경의 균형이 개선되어 스트레스 반응이 완화됩니다. 그 결과 마음뿐 아니라 전신 건강에도 긍정적인 영향을 줍니다.

전문가 도움

증상이 심하거나 2주 이상 지속되면 정신건강의학과를 방문하세요. 우울증은 치료 가능한 질병입니다. 항우울제와 인지 행동 치료가 효과적입니다.

✔ 에너지 회복: 세포 발전소 다시 켜기

규칙적인 운동

유산소 운동(주 150분)과 근력 운동(주 2~3회)은 미토콘드리아를 깨우고 새로 만듭니다(미토콘드리아 생합성). 운동은 천연 항우울제입니다.

항산화 식품

베리류, 색깔 있는 채소, 견과류, 녹차 등은 활성 산소를 제거하고 미토콘드리아를 보호하는 역할을 합니다.

간헐적 단식

16:8 간헐적 단식(16시간 금식, 8시간 식사)은 미토콘드리아 기능을 개선하고 자가 포식(손상된 미토콘드리아 제거)을 활성화합니다.

충분한 수면

수면은 세포를 복구하고 에너지를 재충전하는 시간입니다.

✅ 영양 및 기능의학적 보충

비타민 D

비타민 D의 결핍(30 ng/mL 미만)은 우울증, 수면 장애, 피로를 유발합니다. 하루 1000~2000 IU 보충하고 햇볕을 쬐세요.

오메가-3(EPA+DHA)

뇌 건강과 항염증에 효과가 있습니다. 하루 1000~2000mg 섭취하세요.

마그네슘

수면과 근육 이완에 도움이 됩니다. 하루에 200~400mg 정도 섭취하기를 권장합니다. 특히 저녁에 복용하는 게 효과가 좋습니다.

비타민 B군

에너지 대사와 신경 기능에 필수입니다. B12 결핍은 피로와 우울증을 유발합니다.

멜라토닌

단기적으로(2~4주) 0.5~5mg을 취침 1시간 전에 복용하면 수면에 이르도록 도울 수 있습니다. 단, 장기 사용은 의사와 상의 후 복용하세요.

NAD⁺ 전구체(NMN, NR)

미토콘드리아 기능을 회복시켜 에너지를 높입니다. 하루 250~500mg NMN 또는 300~600mg NR을 아침에 복용하세요. 연구에서 피로 감소, 수면의 질 향상, 인지 기능 개선 등이 보고되었습니다.

52세 이모 씨는 '낮에는 멍하고, 밤에는 눈이 말똥말똥하다'며 병원을 찾았습니다. 3년 전부터 새벽 3시면 눈이 떠져서 다시 잠들지 못했습니다. 낮 동안은 피곤하고 일에 집중이 안 돼 커피를 하루에 5잔 넘게 마시며 버텼습니다.

불면이 길어지면서 우울감도 생겼습니다. 예전에는 친구들과 수다를 떨며 스트레스를 풀었는데, 요즘은 만나기도 귀찮았습니다. 남편과도 대화가 줄었고, 사소한 일에 짜증이 났습니다. '내가 왜 이러지? 예전의 나는 어디로 간 걸까?'라는 생각이 들었습니다. 직장에서도 문제가 생겼습니다. 회의 중에 졸음이 쏟아지고, 업무 실수가 잦아졌습니다. 상사가 '요즘 집중을 못하는 것 같다'고 지적했습니다. 이모 씨는 자신이 무능해졌다고 자책했습니다. 검진에서 특별한 이상은 없었지만, 갱년기 초기였고 염증 지표(CRP)가 약간 높았습니다. 의사는 '불면과 우울이 서로 악순환을 만들고 있다'고 설명하며 종합적인 접근을 권했습니다.

● **수면 위생 개선:** 매일 밤 11시에 자고 아침 7시에 일어나기로 정했습니다. 주말에도 예외 없이 지켰습니다. 침실에서 스마트폰과 TV를 치웠습니다. 대신 종이책을 읽거나 명상 앱으

로 10분간 호흡 명상을 했습니다. 침실을 어둡고 시원하게
(18~20도) 유지했습니다.

● **카페인 조절:** 오후 2시 이후에는 커피를 마시지 않았습니다.
처음에는 힘들었지만, 2주쯤 지나니 오히려 오후에 피로도가
줄었습니다.

● **낮 운동:** 점심 시간에 30분 동안 빠르게 걷기를 시작했습니
다. 햇볕을 쬐면서 걷는 산책이 생체 시계를 조절하고 멜라토
닌 분비를 돕는다는 의사의 조언을 따랐습니다. 저녁 운동은
각성을 유발할 수 있어 피했습니다.

● **저녁 루틴:** 저녁 9시 이후에는 밝은 불을 끄고 따뜻한 조명만
켰습니다. 잠자기 1시간 전에는 미지근한 물로 샤워했습니다.
그랬더니 체온이 내려가면서 졸음이 왔습니다.

의사는 혈액 검사에서 비타민 D 결핍(15 ng/mL, 정상 30 이상)과
낮은 오메가-3 지수를 확인했습니다. 비타민 D 2000 IU와 오메
가-3(EPA+DHA 1000mg)를 처방했습니다.
또한 NAD^+ 전구체인 NMN(Nicotinamide Mononucleotide) 보충을
권했습니다. '미토콘드리아 기능을 회복시켜 에너지를 높이고 수
면의 질을 개선할 수 있다'고 설명했습니다. 이모 씨는 매일 아침
에 250mg NMN을 복용하기 시작했습니다.

친구들과도 정기적으로 만나기로 약속했습니다. 매주 토요일 아침 산책 모임을 만들었습니다. 함께 걸으며 수다 떨고 웃는 시간이 큰 위안이 되었습니다. '내 문제만 있는 게 아니구나. 다들 비슷하게 힘들구나.' 하는 생각이 들었습니다.

3개월 후 이모 씨는 다시 병원을 찾았습니다. 표정이 밝아지고 목소리에 활기가 있었습니다.

"밤에 자고 아침에 개운한 게 이렇게 행복한 일인 줄 몰랐어요. 처음 2주는 힘들었는데, 한 달쯤 지나니 몸이 리듬을 찾더라고요. 새벽에 깨는 횟수가 줄었고, 깨더라도 다시 잠들 수 있었어요. 낮에 커피 없이도 집중이 잘 되고, 회의에서도 예전처럼 자신 있게 의견을 냈어요. 남편이 '얼굴이 환해졌다'고 하더라고요. 이게 진짜 안티에이징이에요."

객관적 지표도 개선되었습니다. 수면 일지에서 평균 수면 시간이 5.5시간에서 7시간으로 증가했고, 수면 효율(침대에 있는 시간 중 실제 잠든 시간의 비율)이 65%에서 85%로 향상되었습니다. 우울증 척도(PHQ-9)도 중등도(14점)에서 경증(6점)으로 떨어졌습니다. CRP는 3.5에서 1.2로 감소했습니다.

무엇보다 가장 크고 중요한 변화는 이모 씨 자신이 '삶이 다시 색깔을 찾았다'고 느꼈다는 점입니다.

✅ 최첨단 항노화 치료

엑소좀 치료

줄기세포에서 추출한 엑소좀은 세포 간 통신을 회복시키고 조직 재생을 촉진합니다. 항염증, 항노화 효과가 있으며, 피로와 인지 기능 개선에 도움이 될 수 있습니다. 정맥 주사 또는 피부, 두피 등 필요 부위에 국소적으로 투여합니다.

줄기세포 치료

자가 줄기세포를 투여하여 손상된 조직을 재생하고 면역을 조절합니다. 만성 피로, 퇴행성 질환에 연구되고 있으며 효과가 입증되었습니다. 자가 줄기세포를 이용하기 때문에 면역이나 거부 반응도 없어 비교적 안전한 치료입니다. 줄기세포를 안전하게, 최대의 세포 수를 보존하여 적절하게 투여할 수 있는 숙련된 의료진에게 시술받아야 합니다.

혈장교환술(Therapeutic Plasma Exchange, TPE)

혈액을 빼내어 혈장(액체 부분)을 분리하고, 깨끗한 혈장이나 알부민 용액으로 교체한 후 다시 몸에 넣는 시술입니다. 기존에는 자가 면역 질환(중증 근무력증, 길랭-바레 증후군)이나 혈액 질환 치료에 주로 사용되었습니다.

최근 항노화 목적으로 주목받고 있습니다. 억만장자 브라이언 존슨Bryan Johnson이 자신의 극단적 항노화 프로토콜의 일환으로 혈장교환술을 받으면서 알려졌습니다. 혈장교환술은 체내의 염증 물질(사이토카인, CRP), 노폐물, 자가 항체, 중금속, 미세 플라스틱, 노화 관련 단백질 등을 제거합니다.

동물 실험(Parabiosis, 젊은 쥐와 늙은 쥐의 혈액 순환 연결)에서 늙은 쥐의 혈액을 젊은 혈장으로 교체하였더니 인지 기능, 근력, 조직 재생이 개선되었습니다. 인간 연구는 초기 단계이지만, 알츠하이머병 환자에게서 인지 기능 개선이 보고되었고, 건강한 성인에게서 염증 감소와 활력 증가가 관찰되었습니다.

최첨단 항노화 치료로 최근 각광받기 시작한 치료법입니다. 회당 치료 볼륨, 시간, 부작용 등에 대응이 가능한 경험이 풍부한 의료진에게 치료받기를 권장합니다.

진짜 아름다움은 건강이 만든다

많은 환자가 "주름 좀 펴주세요.", "지방 좀 빼주세요."라고 요청하며 병원에 방문하십니다. 물론 그러한 요청을 들어드리고자 노력합니다. 보톡스, 필러, 레이저, 지방 흡입, 리프팅 시술 등으로 충분히 외모를 개선할 수 있습니다.

하지만 진료실에서 정말 놀라운 순간은 따로 있습니다. 시술 후 2~3개월 뒤 다시 오신 환자분의 표정이 밝아지고 눈빛이 살아 있을 때입니다. "선생님, 주변에서 젊어 보인다고 해요. 근데 사실 그것보다 제가 기분이 정말 좋아요. 아침에 일어나는 게 즐거워졌어요."

반대로 어떤 환자는 시술은 완벽하게 됐는데 "여전히 제가 늙어 보여요."라고 말합니다. 자세히 보면 피곤한 표정, 생기 없는 눈빛, 늘어진 어깨가 눈에 띕니다. "요즘 잠은 잘 주무세요? 기분은 어떠세요?"라고 물으면 "잠도 안 오고, 매일 피곤하고, 의욕이 없어요."라고 답합니다.

진짜 아름다움은 건강이 만듭니다. 외모를 고쳤어도 내면의 에너지와 활력이 받쳐 주지 않으면, 결국 주변 사람들에게는 '여전히 나이 들어 보이는' 인상을 줍니다.

✓ 중년 환자가 겪는 이중 현실

● "예전엔 살이 빠지면 얼굴이 환해졌는데, 요즘은 얼굴만 꺼지고 배는 그대로예요." → 근육 소실과 복부 지방 증가, 피부 탄력 저하 때문입니다. 체중만 줄이는 게 아니라 근력 운동으로 근육을 유지하고, 단백질을 충분히 섭취해야 합니다. 피부 재생을 돕는 치료(엑소좀, 레이저 등)도 필요합니다.

● "수술은 잘 됐는데, 저는 여전히 몸이 무겁고 의욕이 없어요." → 외모 개선만으로는 해결되지 않는 내적 문제(불면, 우울, 에너지 고갈 등)가 있다는 신호입니다. 호르몬 균형, 영양 상태, 수면, 스트레스를 함께 관리해야 합니다.

● "거울 속 얼굴은 괜찮은데, 제 안에서는 에너지가 바닥이에요." → 미토콘드리아 기능 저하, 만성 염증, 영양 결핍, 호르몬 불균형을 의심해 볼 수 있습니다. NAD$^+$ 보충, 항염증 식단, 운동, 스트레스 관리가 필요합니다.

✅ 성형외과와 항노화의 만남

이것이 바로 성형외과적 치료와 항노화적 접근이 반드시 만나야 하는 이유입니다. 외모Outside와 건강Inside은 분리될 수 없으며 긴밀하게 연결되어 있습니다.

저는 환자분께 이렇게 말씀드립니다. "주름을 펴는 것도 중요하지만, 주름이 생기는 근본 원인인 노화를 늦추는 게 더 중요합니다. 지방을 빼는 것도 좋지만, 염증을 줄이고 대사를 개선하는 데 더욱 집중해야 합니다. 리프팅으로 얼굴선을 끌어올리는 것도 좋지만, 에너지를 회복해 표정을 밝게 만드는 게 무엇보다 중요합니다."

외모와 건강을 함께 다루어야 진정한 항노화에 도달할 수 있습니다. 보톡스와 필러로 주름을 펴면서 동시에 수면, 영양, 운동으로 세포를 재생시키고, 레이저와 리프팅으로 피부를 당기면서 동시에 염증을 줄이고 호르몬의 균형을 맞추는 방식입니다. 지방 흡입으로 체형을 다듬으면서 동시에 미토콘드리아를 활성화하고 에너지를 회복시킵니다. 이런 식으로 외면과 내면을 함께 관리해야 합니다. 그래야 거울 속 모습과 내면의 느낌이 일치합니다. 주변 사람들은 "정말 젊어 보인다!"라고 진심으로 말할 것입니다. 그리고 아침에 일어났을 때 '오늘도 멋진 하루가 될 것 같다'는 기분이 듭니다.

결론: 몸과 마음의 SOS에 귀 기울이기

불면, 우울, 무기력은 결코 '나이 들면 당연히 생기는 것'이 아닙니다. 몸과 마음이 보내는 심각한 SOS 신호입니다. "지금 뭔가 잘못되고 있어. 도와줘!"라고 몸이 외치는 소리입니다. 이 신호를 무시하면 건강은 빠르게 무너집니다.

하지만 몸과 마음이 보내는 신호에 귀를 기울이고 적극적으로 대응하면 삶은 완전히 달라집니다. 규칙적인 수면 패턴, 사회적 연결, 꾸준한 운동, 항염증 식단, 영양 보충, 스트레스 관리는 모두 과학적으로 입증된 방법입니다.

필요하다면 전문적인 의료 도움도 받는 게 현명한 선택입니다. 전문 의약품 처방, NAD$^+$ 보충, 기능의학적 수액 치료, 엑소좀 치료, 호르몬 치료 등 도움되는 치료가 많습니다. 혈장 교환술 같은 최첨단 치료도 조만간 보편화될 것입니다.

가장 중요한 것은 자신을 돌보는 일이 이기적이거나 사치스러운 게 아니라는 인식입니다. 잘 자고, 잘 먹고, 잘 움직이고, 잘 웃는 것은 가장 기본적인 자기 존중입니다. 내가 건강하고 행복해야 주변 사람들도 행복할 수 있습니다.

"밤에 자고 아침에 개운한 게 이렇게 행복한 줄 몰랐어요. 이게 진짜 안티에이징이에요."라는 52세 이모 씨의 말처럼, 진정한 안티에이징은 주름 하나 없애는 게 아니라 매일 아침 눈을 떴을 때 '오늘도 살아 있음에 감사하고, 오늘 하루도 뭔가 좋은 일이 일어날 것 같다'는 기분이 드는 것입니다. 에너지가 넘치고, 사랑하는 사람들과 웃고 떠들며, 새로운 것을 배우고, 의미 있는 일을 하는 것입니다.

작은 선택과 실천이 쌓여 큰 변화를 만듭니다. 몸과 마음의 SOS에 귀를 기울이고, 오늘부터 스스로를 돌보기 시작하세요. 10년 후, 20년 후의 나는 오늘의 선택에 감사할 것입니다.

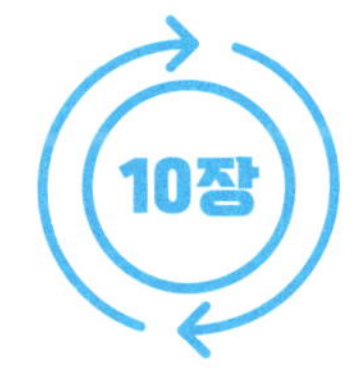

피부 노화, 주름과 처짐
외면의 아름다움은 건강에서 나온다

거울을 볼 때 가장 먼저 눈에 띄는 노화의 신호는 무엇일까요? 바로 주름과 처짐Sagging입니다. 몸의 다른 부위보다 얼굴은 변화가 더욱 두드러지게 나타납니다. 그래서 많은 사람이 "노화는 피부로부터 시작된다."라고 말합니다. 하지만 피부의 변화는 단순히 피부만의 문제가 아닙니다. 복잡한 해부학적 구조와 생리적 변화가 복합적으로 얽혀 있죠.

피부 노화의 생물학적 기전

왜 얼굴부터 노화가 시작되는 것일까요? 피부는 표피, 진피, 피하 지방층으로 이루어져 있습니다. 나이가 들면 표피는 얇아지고, 진피에서는 콜라겐과 엘라스틴이 감소하면서 탄력이 떨어집니다. 이 두 성분은 피부의 '스프링'과 같이 탄성과 복원력을 유지시켜 줍니다. 여기에 혈류량 감소, 피지선 기능 저하 등도 겹치면서 피부는 점점 건조하고 푸석해집니다.

즉, 얼굴 피부는 노화의 결과를 가장 먼저, 그리고 가장 적나라하게 보여 주는 캔버스라고 할 수 있습니다.

✅ 주름은 어떻게 생기나?

주름은 크게 두 가지로 나뉩니다. 얕고 잔잔한 표정 주름과, 깊고 고착된 정적인 주름입니다. 표정 주름은 눈가, 이마, 입 주변처럼 자주 움직이는 부위에 먼저 생깁니다. 나이가 들수록 피부의 수분과 피하 지방이 감소하면서 주름이 더 깊어지고 쉽게 복원되지 않습니다. 한마디로, '웃을 때 생기는 주름'이 시간이 지나면 '웃지 않아도 보이는 주름'이 되는 것이죠. 특히 눈가의 까치발, 이마의 가로 주름, 입가의 팔자주름은 노화의 대표적인 지표로 여겨집니다.

✅ 처짐은 왜 오는가?

주름보다 더 많은 사람을 고민하게 만드는 요인이 바로 처짐Sagging입니다. 단순히 피부 탄력이 떨어져서가 아닙니다. 얼굴을 지탱하던 인대 구조, SMAS층, 지방 패드의 위치가 변하면서 생기는 복합적인 현상입니다.

예를 들어, 광대 지방 패드가 아래로 밀리며 볼이 꺼지고, 입가가 꺼지며 팔자주름이 깊어지죠. 턱선이 무너져 이중턱이 생기고, 얼굴 윤곽도 불분명해집니다. 이는 단지 노화의 결과가 아니라, 얼굴 해부학적 지지 구조의 '붕괴'에 가깝습니다.

✅ 피부 노화에 영향을 주는 생활 습관

생활 습관은 피부 나이를 빠르게 앞당깁니다. 대표적으로 자외선은 진피층까지 침투해 콜라겐을 파괴하고, 흡연은 혈관을 수축시켜 피부 영양 공급을 방해합니다. 수면 부족과 만성 스트레스는 호르몬 불균형을 유발해 피부 재생력을 저하시킵니다.

"화장으로 노화된 피부를 가릴 수는 있지만, 속은 못 속인다."라는 말처럼, 겉으로 보이는 노화를 막기 위해서는 생활 습관을 반드시 개선해야 합니다.

피부과·성형외과적 의료 관점에서의 접근

'밸런스 역노화'는 얼굴 노화도 단편적인 주름 제거나 단발성 리프팅으로 끝내지 않습니다. 피부 탄력, 조직 지지력, 수분 균형, 염증, 호르몬 상태 등 다양한 요소를 종합적으로 고려한 루틴이 필요합니다.

리프팅 레이저나 고주파 치료

울쎄라Ulthera, 슈링크Shrink, 인모드InMode와 같은 고강도 집속 초음파HIFU 또는 고주파RF 장비는 진피 아래 SMAS층까지 열에너지를 전달해 콜라겐 리모델링을 유도합니다. 피부 탄력을 높이고, 잔주름을 줄이는 데 효과적입니다.

엑소좀, PRP, 스킨 부스터

줄기세포 유래 엑소좀은 항염, 조직 재생, 피부 장벽 회복에 관여합니다. 자가혈을 이용한 PRP(자가혈 혈소판 혈장) 주사는 성장 인자를 공급하여 피부 재생을 돕습니다. 리주란 힐러, 엘란쎄 등 다양한 스킨 부스터는 진피 내 환경을 개선하고 수분감을 회복시켜 줍니다.

실 리프팅

녹는 실(PCL, PLLA 등)을 이용한 실 리프팅은 처진 조직을 끌어당김과 동시에 삽입된 실이 피부 내부에서 콜라겐 생성을 자극하는 이중 효과를 냅니다. 턱선, 볼, 팔자주름, 눈가 주변 등 다양한 부위에 적용할 수 있습니다. 시술 직후 리프팅 효과가 가시적으로 나타납니다.

늘어진 피부를 절제하는 거상 수술

비수술적 치료만으로는 한계에 다다른 경우, 안면 거상술 Face Lift, 미니 거상, 목 거상 등의 수술적 접근이 필요할 수 있습니다. 이러한 수술을 하면 SMAS층이나 근막층까지 당겨주어 더욱 근본적인 처짐 개선이 가능합니다. 수술 후 회복 기간이 필요하지만, 장기적인 효과 면에서 확실한 선택지가 됩니다.

이러한 다층적이고 반복적인 관리가 있어야 얼굴의 구조적 무너짐을 늦추고, 건강한 인상을 오래 유지할 수 있습니다. 앞으로의 노화는 피할 수 없지만, '어떻게 늙을 것인가'는 우리가 선택할 수 있습니다. 얼굴과 피부도 예외는 아닙니다.

겉과 속을 동시에 돌보는 전략

아무리 좋은 시술이라고 해도, 피부와 내면이 이미 심하게 노화된 상태에서는 그 효과가 오래가지 않습니다. 처짐이 심한 피부는 시술 후에도 금세 중력의 힘에 영향을 받고, 탄력이 떨어진 조직은 다시 원위치로 돌아가기 쉽습니다. 이것이 바로 '겉을 고쳐도 속이 늙으면 다시 무너진다'는 말의 의미입니다.

그래서 외면뿐만 아니라 내면의 노화도 함께 늦추는 일, 즉 '겉과 속을 동시에 돌보는 전략'이 중요합니다. 호르몬 균형, 염증 상태, 수면의 질, 미세 영양소, 정신적 스트레스 등은 피부의 회복력과 지속력에 직결됩니다.

우리가 말하는 'BaaHBeauty as a Health'는 단순히 예쁜 얼굴을 만드는 미용 시술이 아닙니다. 건강이 바탕이 되는 아름다움, 즉 내면의 생물학적 기능이 뒷받침되는 외모 개선을 지향합니다. 겉으로 드러난 아름다움은 건강이라는 기반이 있을 때에야 비로소 오래갑니다. 이것이 바로 '밸런스 역노화'의 핵심이며, 지속 가능한 아름다움의 전략입니다.

중년의 안티에이징 철학

결국 우리는 이렇게 말할 수 있습니다. 젊음은 단순히 '주름 없는 얼굴'이 아닙니다. 활력 있는 몸, 밝은 표정, 균형 잡힌 생활. 이 세 가지가 합쳐져야 비로소 완성됩니다.

성형외과에서 항노화센터가 생긴 이유는 환자들에게 단순

미용을 넘어 겉과 속이 함께 회복되는 길을 열어 주기 위해서입니다. 이것이 바로 밸런스 역노화의 철학이며, 이 책에서 강조하는 BaaHBeauty as a Health 개념의 핵심입니다.

"아름다움은 결국 건강의 언어입니다. 그리고 중년 이후의 아름다움은 무엇보다 균형 잡힌 건강에서 피어납니다."

- 52세 여성 A씨는 안면 거상술과 필러 시술을 받았습니다. 거울 속 자신은 분명 젊어졌는데, 여전히 피곤해 보인다는 말을 들었습니다. 이후 혈액 엑소좀 치료와 NAD^+ 수액 치료를 병행하면서, 피부가 맑아지고 활력이 돌아왔습니다. 그녀는 이렇게 말합니다. "얼굴만 젊어진 게 아니라, 몸이 같이 젊어진 것 같아요. 이제 표정도 예전과 달라졌대요."

- 45세 남성 B씨는 눈밑 지방 제거 수술을 했지만, 회사에서는 여전히 "피곤해 보인다."라는 말을 들었습니다. 이후 체중 관리, 수면 교정, 항산화 치료를 병행하자, 외모와 실제 컨디션이 일치되며 비로소 자신감을 되찾았습니다.

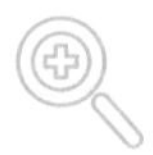

신체화 장애, 별거 아니라고?

1. 병원에서 찾지 못하는 통증의 정체

주변을 둘러보면 특별한 이유를 찾지 못하는데 계속 몸이 아프고 불편함을 느끼는 사람들이 있습니다. 이들은 흔히 가슴 두근거림, 한숨, 손발 시림, 불면증, 근육통, 두통, 소화 불량 등으로 힘들어하지만, 병원에서는 특정한 진단명을 주지 않습니다. 그렇다면 신체적으로 별다른 이상을 찾지 못하는 상황에서 몸이 아픈 이유는 무엇일까요?

바로 신체화 장애 때문입니다. 이처럼 신체적인 원인을 찾지 못했는데 지속적으로 몸이 아프거나 불편하게 느끼는 증상을 '신체화'라고 합니다. 신체화 장애란 스트레스로 인해 신체 증상이 나타나는 질병을 뜻합니다.

2. 스트레스가 만드는 신체 증상

신체화 장애는 내적 고통이 신체적으로 표현되어 증상이 나타나는 질병입니다. 주로 신체 기관이 심리적인 갈등과 상징적인 관계를 지니기 때문으로 설명됩니다. 이미 1967년 연구에서 피로감, 어지러움, 흉통, 요통 등을 이유로 병원에 찾아온 사람들 중 30%는 의학적인 원인을 확인할 수 없었다는 연구 결과가 있습니다. 이런 신체화 장애의 주요 원인은 사람과 일, 환경과 경제적인 문제 등으로 인한 감정적 스트레스로 알려져 있습니다. 아주 많은 사람이 질병명으로 설명할 수 없어도 이런 증상으로 인한 확실한 고통을 경험합니다.

신체화 장애는 일반적으로 외래에서 경험하는 많은 환자가 주로 호소합니다. 신체화 장애는 쉽게 말해 마음의 고통이 신체적 고통을 유발하는 것입니다. 이는 노화와 여러 대사 질환을 유발합니다. 또한 조기 사망률을 높일 수 있습니다. 따라서 이를 잘 이해하고 진단하고 치료하는 것은 질병과 노화를 해결하는 또 하나의 방법입니다.

3. 신체화 장애 극복을 위한 통합적 접근

신체의 증상을 제대로 이해하고 접근해서 해결하는 일은 신체와 정신의 노화를 해결하는 한 가지 방법이 됩니다.

스트레스 측정

☐ 스트레스 호르몬 측정

☐ 모발 미네랄 검사

☐ 자율 신경 활성도 측정

☐ 스트레스 설문지

자존감 회복

☐ 몸과 마음이 늘 연결되어 있다는 사실을 인식

☐ 성취감과 칭찬 등을 통한 자존감 회복

☐ 작은 즐거움이 진정한 행복임을 인식

☐ 지속적인 일을 통한 활력 유지

정밀한 약 처방

☐ 자율 신경 회복을 위한 처방

☐ NAD$^+$ 주사를 이용한 에너지 회복

☐ 면역력 증가를 위한 엑소좀

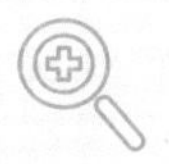

아! 스트레스 받아.

1. 모두가 겪는 스트레스

사람들을 만나다 보면 '사는 게 참 힘든 거구나…'라는 생각이 자주 듭니다. 많은 사람들이 삶의 무게에 지쳐 하는 소리가 들립니다. 주로 다음과 같은 내용입니다.

☐ "업무가 너무 힘들어서 그만두고 싶어요."

☐ "스트레스 때문에 뭔가 일을 저지를 거 같은 생각이 들어요."

☐ "가끔 '이렇게 살다가는 정말 죽을 수도 있겠구나'라는 생각이 들어요."

이렇게 스트레스에 대해 직접적으로 알면서 호소하는 사람
도 있습니다. 하지만 아래와 같이 감정적인 부분은 쏙 빠지고
신체적인 내용만 갖고 의사를 만나는 경우가 더 많습니다.

☐ "자도 자도 피곤해요."

☐ "하는 일도 없는데 왜 피곤한지 모르겠어요."

☐ "아무것도 하고 싶지 않아요."

☐ "모든 게 다 귀찮아요."

☐ "왜 이렇게 의욕이 없을까요?"

☐ "별로 살고 싶지 않아요."

☐ "소화 불량을 달고 삽니다."

☐ "위장에 무언가 문제가 있나 봐요. 음식을 먹기가 겁나요."

☐ "속이 더부룩하고 불편한데 위에 문제가 있는 걸까요?"

☐ "목에 무언가 걸려 있는 거 같은데, 검사에는 안 나와요."

☐ "10년째 목에 가래가 붙어 있습니다. 해결해 주세요."

☐ "매운 음식을 먹고 싶은데 속이 쓰려서 먹을 수가 없네요."

☐ "아무리 자려고 노력을 해도 잠이 전혀 안 옵니다."

☐ "커피는 입에도 안 대는데 왜 잠이 안 오죠?"

☐ "그냥 1시간만이라도 푹 잤으면 좋겠어요."

☐ "술이라도 먹고 자는 게 좋을까요?"

☐ "제 손은 얼음장 같아요."

☐ "만져 보시면 깜짝 놀라실 걸요. 제 손이 하도 차가워서요."

☐ "손발이 시려서 늘 수면 양말을 겹쳐서 신고 잡니다."

☐ "전 여자인데 소변을 너무 자주 보러 갑니다. 특히 밤에는 더 심해져요."

☐ "여자도 전립선이 있나요?"

☐ "귀에서 소리가 나기 시작했어요, 모깃소리 정도지만요."

☐ "기차 소리 정도로 소리가 커졌습니다. 왜 그런 거죠?"

☐ "시도 때도 없이 어지러워요."

☐ "나이가 들어 그런가 기력이 떨어지는 거 같아요."

☐ "밥맛이 없어서 먹질 못하겠어요."

☐ "맛이 안 느껴지니 먹고 싶은 생각이 전혀 안 들어요."

☐ "이렇게 안 먹어도 살 수 있을까 걱정됩니다."

□ "아무것도 아닌 일에 자꾸 짜증이 나요."

□ "평소와 다르게 자주 화를 냅니다."

□ "즐거운 일이 없어요."

□ "좀 힘든 일이 있었는데 갑자기 당뇨병이 왔어요."

□ "혈압이 갑자기 올라가서 병원에서 검사하고 약을 먹기 시
작했네요."

□ "병원에서 검사를 했는데 아무 이상이 없다고 나왔어요. 근
데 왜 피곤한 걸까요?"

□ "예전과 다르게 힘들다고 느껴서 검사를 한번 전반적으로
해 보고 싶습니다."

이런 증상이 한 번이라도 있었다면 스트레스는 물론이고
자율 신경에 대해서도 알아 둘 필요가 있습니다. 먼저 그간 찾
아 온 환자들의 이야기를 조금 더 살펴봅시다.

2. 첫 번째 사연

50대 후반 아주머니가 계속 반복되는 복부 불편감과 팽만,
소화 불량으로 찾아왔습니다. 아주머니가 말씀하시길 "제가
10년 동안 내시경만 한 100번은 받았을 거예요. 소화가 안 되

고 더부룩하고 그랬다 안 그랬다 반복해서 아주 힘들어 죽겠습니다. 제발 왜 그런지 확인해 주세요. 병명을 모르니 더 미치겠습니다. 병명이라도 알고 싶어요."

얼마나 힘들면 내시경을 100번이나 받아 보았을까요? 초기 검사 소견에는 위염, 표재성 위염, 미란성 위염 소견이 적혀 있지만 뒤쪽 검사 결과지에는 대부분 정상으로 기재되어 있었습니다. 이런 분들이 생각보다 많습니다. 주로 소화가 안 된다, 속이 불편하다, 배가 불러서 힘들다, 더부룩하다 등 위장관과 관련된 증상을 호소합니다.

이런 증상을 가진 분들은 거의 대부분 위장 내시경 검사를 받고 있습니다. 제대로 검사를 하고 있는 것일까요?

이 아주머니는 10년 전에 새집을 지어서 이사를 하려고 계획을 했었답니다. 살던 집을 팔고 새집으로 이사 갈 마음에 기분이 한껏 부풀고 좋았는데, 건축이 시작되면서 여러 문제가 발생했답니다. 처음 발주를 맡은 건축업자가 계약금을 받고 잠적해 버려서 시작부터 머리가 아팠고, 재계약해서 어느 정도 집이 지어지면서 동네 민원이 생겼는데 이게 해결되지 않아서 집에 들어가지도 못 하고 팔지도 못 하는 아주 난처한 상황에 처했다고 하네요.

3. 두 번째 사연

40대 초반의 깔끔한 정장 차림의 여성분이 머리가 자주 아프다고 찾아왔습니다. 보험 관련 업계에서 일하는 커리어 우먼으로 나름 자신감이 넘치고 열정적인 분이었습니다. 머리가 불편한 지 얼마나 되었냐고 물었더니 대략 5년은 된 거 같답니다. 증상을 자세히 설명해 보라고 하니 가끔씩 한쪽으로 머리가 지끈지끈하면서 아프고 잠도 잘 안 오고, 가슴이 벌렁거리기도 하고, 생리도 불규칙해서 불편하다고 합니다. 여러 병원을 다녀 봐도 알아듣게 설명해 주는 곳이 없고 약을 복용해도 뚜렷이 호전되는 거 같지도 않아서 도대체 왜 이런 증상이 있는지 제대로 알고 싶다고 합니다.

이 여성분은 5년 전쯤에 남편의 외도 사실을 처음 알게 되었습니다. 이후 남편은 잘못을 인정하고 다시는 그러지 않겠다고 해서 용서를 했다고 합니다. 하지만 자신을 힘들게 한 상간녀가 괘씸해 소송을 제기했다고 했습니다. 그런데 소송이 생각만큼 쉽지 않고 또 변호사가 작성해 주는 내용도 자신의 마음에 들지 않아 직접 변론서나 답변서를 작성하고 있다고 했습니다. 또 이 소송이 오래 걸리면서 '왜 나만 이 고생을 해야 하나…'라는 생각도 들고 너무도 무심한 남편 때문에 마음이 편하지 않다고 합니다.

4. 세 번째 사연

30대 중반의 아기 엄마가 제발 잠 좀 자게 해 달라고 병원에 왔습니다. 여기저기 수면제를 처방받아 복용해 봤는데 그때뿐이고, 제대로 잠을 자기 어려운 현상이 반복적으로 나타나니 원인도 알고 싶고, 제대로 잠을 잘 수 있게 도움도 받고 싶다며 찾아왔습니다. 아이를 키우느라 힘들어서 그런 건 아니냐고 물어보니, 육아도 육아지만 시어머님과의 사이가 힘들다고 했습니다. 신혼 초부터 이런 일 저런 일로 티격태격하다가 손도 귀한 집에 딸만 나왔다고 구박을 심하게 해서 지금은 왕래도 하지 않고 있다고 합니다. 그런데 이런 사연과 잠이 어떻게 연관되나요?

5. 네 번째 사연

60대 후반의 아주머니. 평생을 남편에게 상스러운 욕을 듣고 살아왔다는 분입니다. 머리가 아프고 귀에서 소리도 나고, 소화도 안 되고 심장도 두근거리고, 잠도 잘 수 없는 상태라고 자신을 좀 살려 달라며 찾아왔습니다.

남편은 하루 벌어 하루 먹고 사는 일용직 노동자였고 아주머니도 공부를 제대로 하지 못하고 경제적 독립이 되지 못해 겨우 같이 살고 있는 상황이었습니다. 남편의 입에서는 쌍욕과 육두문자가 매일 이어졌는데 언젠가부터 귀에서 소리가 나기 시작했다고 합니다. 처음에는 모기 앵앵거리는 소리 정도였는데 이제는 기차 지나는 소리 정도가 되었다고 합니다. 남편에 대한 원망이 가득 차 있는 상태였습니다. 남편도 배움이 거의 없었고 일용직 노동을 하다 보니 그곳에서 욕을 배웠다고 합니다. 사는 게 힘들고 마음대로 되지 않으니 자주 술을 마셨고 알코올 중독 수준이 되면서 말투가 점점 거칠어졌다고 했습니다. 이제는 남편의 말소리가 나거나 인기척만 있어도 움츠러들고, 숨고 싶고, 아무것도 할 수 없는 상황이라고 합니다. 남편의 육두문자가 더는 듣고 싶지 않다며 어떻게 해야 좋아질 수 있냐고 물었습니다.

누구나 '스트레스'라는 단어를 사용합니다. 하지만 스트레스의 정의를 설명해 보라고 하면 쉽게 답하기가 어렵습니다.

스트레스는 '어떤 일이나 사람, 어떤 환경을 겪으면서 받은 마음의 상처'라고 할 수 있습니다. 정의는 간단해 보입니다. 하지만 이 상처가 기억에 저장되면 상황이 달라집니다. 상처가 일단 기억에 저장된 다음에는 일이 해결되어도, 그 사람이 만 번을 빌어도, 환경이 좋아져도 기억 속 상처는 잊혀지지 않기 때문입니다. 이 기억 때문에 많은 사람이 아파합니다.

기억은 시간이 지나면 아스라이 사라져 간다고 알고 있습니다. 하지만 마음에 상처가 되는 기억은 그리 쉽게 사라지지 않습니다. 특히 예민한 감성을 가진 사람은 더욱 그렇습니다. 눈을 감고 옛집을 기억해 보라고 하면 집의 주소를 기억하기보다는 어느 동네 어느 냇가 옆, 누구네 집을 돌아 얼마를 가면 우리 집이 나온다고 생각해 냅니다. 이런 기억은 약물로도 수술로도 잘라 낼 수 없습니다. 즉, 해결하기가 쉽지 않습니다. 따라서 아프고 힘들었던 기억이 쌓이면 정신적으로 해결해 낼 능력을 넘어서게 되면서 육체적으로 증상이 나타나게 됩니다. 그러나 이런 신체적 증상은 신체적 질병을 확인하는 검사 방법으로는 알아 낼 수 없는 경우가 많습니다. 신체적 질병 문제 때문에 신체가 아파진 것이 아니기에 신체 검사에서는 확인되지 않기 때문입니다.

6. 감정적 상처를 견딜 수 있는 한계가 다를까?

네, 당연히 그렇습니다. 감정적인 부담을 이겨 내기 위해서는 여러 방법이 필요합니다. 마찬가지로 스트레스를 크게 느끼지 않기 위해서는 많은 경험이 필요합니다. 한 번만 해 보면 별거 아닌 것들이 대단히 많습니다. 하지만 해 보지 않으면 첫 시도가 굉장히 어렵고 힘들게 느껴집니다. 실수에 대한 부담

감도 만만치 않습니다. 책이나 비디오, 또는 다른 사람의 경험을 들어서 알고 있는 지식이나 지혜도 굉장히 중요합니다. 이런 문제가 생겼을 때 나를 도와줄 수 있는 사람이 도처에 많다면 얼마나 큰 힘이 될까요? 뿐만 아니라 경제적인 힘도 중요합니다. 한 번쯤 실패해도 넘어갈 수 있는 경제적 여력이 있다면 도전이 비교적 어렵지 않습니다.

7. 남성과 여성은 차이가 있을까?

남성과 여성은 감정의 크기가 다릅니다. 예컨대 남성은 기분이 좋으면 +1점, 기분이 나쁘면 -1점입니다. 기분이 매우 좋든 적당히 좋든 감정의 크기가 별로 차이나지 않습니다. 기분이 나빠도 마찬가지이며, 따라서 감정 변화가 크지 않습니다. 반면 여성은 이의 10배나 됩니다. 좋은 기분이 +1점부터 +10점까지 있고, 나쁜 기분도 -1점부터 -10점까지 있습니다. 이러한 차이는 여러 면에서 구별됩니다.

와신상담이라는 말이 있습니다. 부모의 억울한 죽음을 잊지 않기 위해 쓰디 쓴 쓸개를 빨아 가며 그 느낌을 잊지 않는다는 뜻입니다. 주로 남성에게 해당하는 말입니다. 부모님의 억울한 죽음에 대한 느낌과 감정이 시간이 지나면서 자꾸만 사라져 가니 이를 잊지 않기 위한 방법인 것입니다. 하지만 여성은 그럴 필요가 전혀 없습니다. -10점짜리로 기분이 나쁜 것은 평생토록 잊히지 않기 때문에 굳이 따로 기억하기 위한 노력을 할 필요가 없기 때문입니다. 남성들은 이 감정의 차이를 잘 기억해 둔다면 삶에 큰 도움이 될 것입니다.

이렇게 남성과 여성의 감정에 차이가 있다 보니 남성보다는 여성이 스트레스에 더 취약합니다. 즉, 상처를 더 많이 자주 받는다는 뜻입니다. 이로 인한 질병의 발생에도 차이가 있는데, 우울증이나 불안증 등의 감정 장애는 여성이 남성보다 3~5배 정도 더 많이 나타납니다.

8. 스트레스가 지속되면 어떤 일이 일어날까?

스트레스가 지속되고 축적되면 중추 신경은 이를 더 이상 지탱하기 어려워집니다. 그 다음엔 자율 신경이 제대로 일을 하기 어려워지는데 자율 신경이 일을 제대로 하지 못하면 우리 몸에는 여러 신체 증상이 나타납니다.

자율 신경은 무의식적으로 작동하는 신경으로 신체 내부의 환경을 항상 일정하게 유지하기 위해 필요한 항상성을 담당하기 때문에 기계의 자동 제어 장치와 비슷하다고 할 수 있습니다. 즉, 신체 중에서 마음대로 움직일 수 없는 기관들을 조절하는 기능을 합니다. 심장 박동, 혈압, 혈당, 신체 온도, 위와 장의 움직임, 호흡, 수면, 분비물 조절 등의 기능을 저절로 조절해 주는 것이 바로 자율 신경입니다. 자율 신경이 일하지 않으면 우리는 생명을 유지할 수 없습니다. 따라서 자율 신경은 우리의 의지와 상관없이 신체 기능을 유지하기 위해 24시간 열심히 쉬지 않고 일하고 있습니다.

자율 신경이 자신의 일을 제대로 하지 않으면 나타나는 증상이 있습니다. 가슴이 두근거리고 숨이 차며 손발이 시립니다. 소화가 안 되고 자꾸 체하며 잠을 잘 이루지 못합니다. 혈압과 혈당 조절이 잘 되지 않고 신체에서 분비물의 조절이 원활하지 않게 됩니다. 이런 증상으로 병원을 찾는 사람들이 점차 늘어나고 있고 나이가 많아지면서 지속적인 고통을 호소하는 사람도 많아지고 있습니다. 따라서 이러한 문제를 확인하고 검사해서 해결하는 것은 노화로 인한 여러 신체 증상을 회복하는 데에도 도움이 됩니다.

9. 우리가 할 수 있는 전략

스트레스 확인

☐ 스트레스 호르몬 검사

☐ 스트레스 설문지

☐ 자율 신경 활성도 측정

☐ 모발 미네랄 검사

☐ 우울/불안 감정 설문지

☐ 기본적인 혈액 검사(면역/염증/신체 균형)

신체 활력 증가 주사 요법

☐ NAD$^+$ 주사 요법

☐ 면역 증강 주사 요법

☐ 주기적인 혈장교환술

감정 처리 훈련

☐ 명상

☐ 정밀 약 처방

☐ 뇌 활성화 요법(TMS요법)

이와 같이 현재의 스트레스 상태를 확인하고 이를 해결해 넘으로써 신체와 정신의 노화를 정리하고 조절하는 것이 필요합니다.

Part 3.

과학 기반 항노화 전략

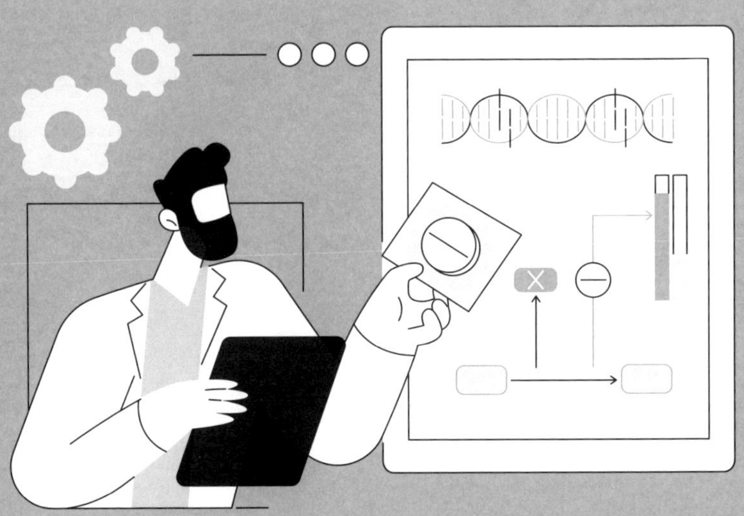

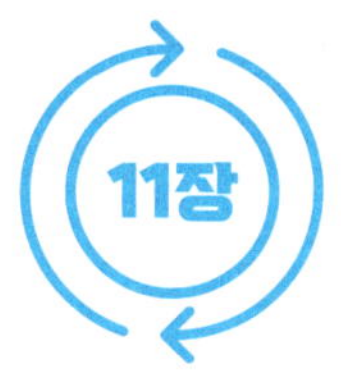

11장

혈장교환술(TPE)
몸속 노폐물을 청소하는 정화 시스템

우리가 매일 샤워를 해서 노폐물을 씻어 내듯, 몸속도 정기적으로 청소를 해 주어야 합니다. 혈장교환술Therapeutic Plasma Exchange, TPE은 말 그대로 혈액의 '액체 성분'인 혈장을 깨끗한 대체액으로 교체함으로써 염증 물질, 독성 단백질, 자가면역 항체 등을 제거하는 의료적 시술입니다.

이 시술은 기본적으로 혈액에서 세포 성분(적혈구, 백혈구, 혈소판 등)을 제외한 혈장만을 제거하고, 이를 알부민이나 동결혈장 등으로 교체하는 방식으로 이루어집니다.

혈장교환술의 작동 원리

혈장교환술이 작동하는 원리는 다음과 같습니다.

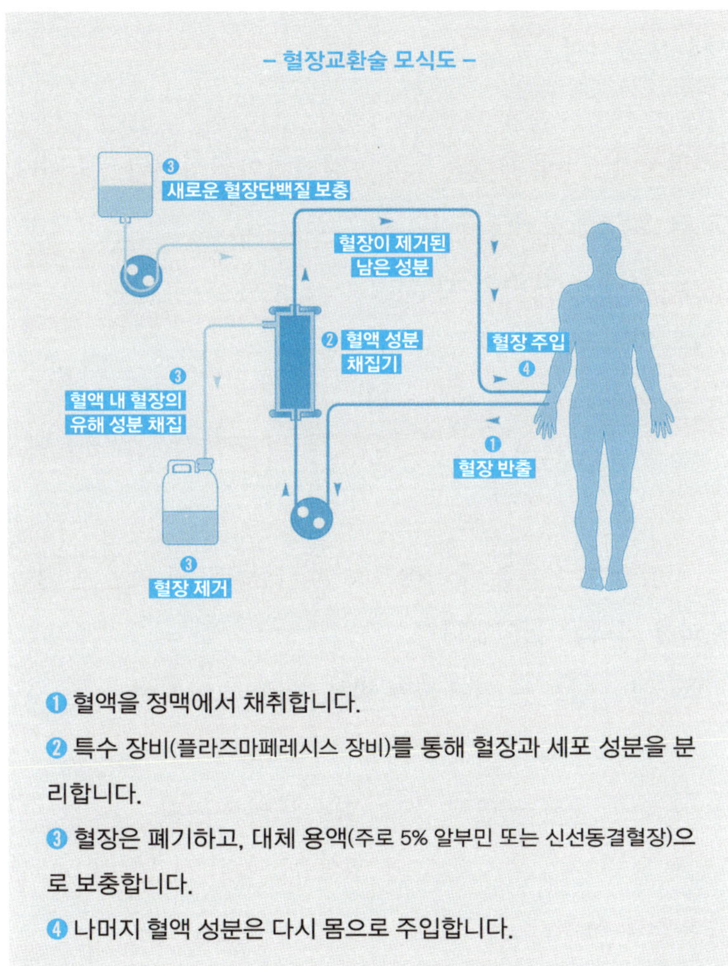

❶ 혈액을 정맥에서 채취합니다.

❷ 특수 장비(플라즈마페레시스 장비)를 통해 혈장과 세포 성분을 분리합니다.

❸ 혈장은 폐기하고, 대체 용액(주로 5% 알부민 또는 신선동결혈장)으로 보충합니다.

❹ 나머지 혈액 성분은 다시 몸으로 주입합니다.

통상적으로 혈장교환술은 자가 면역 질환, 신경계 질환, 신부전 등의 치료 목적으로 사용해 왔습니다. 그러나 최근에는 항노화, 디톡스, 면역 리셋 등의 목적에서도 활발하게 시도하고 있습니다.

혈장에는 다음과 같은 노화 유발 물질이 포함되어 있습니다.

- 염증성 사이토카인(IL-6, TNF-α 등).
- AGEs(당화 최종 산물).
- 자가 면역 항체.
- 산화 스트레스 유도 물질.
- 세포 노화에서 나오는 SASP 인자들.

이러한 물질들을 주기적으로 제거함으로써 다음과 같은 효과를 기대할 수 있습니다.

- 염증 감소 → 면역 균형 회복, 만성 피로 개선.
- 신경계 보호 → 인지 기능 유지 가능성.
- 피부 개선 → 안색, 홍조, 피부 트러블 완화.
- 생체 나이 수치 감소 → 후성유전학적 시계에서 1~5세 감소 보고 사례.

혈장교환술 시술 과정

혈장교환술 시술은 다음과 같은 과정을 거칩니다.

상담 및 혈액 검사

시술이 가능한 상태인지 확인합니다. 혈소판, 응고 수치 등의 검사가 이루어집니다.

카테터 삽입

팔 또는 목 부위 정맥에 미세 튜브를 삽입합니다.

혈장 제거

특수 장비로 혈액에서 혈장을 분리해 불필요한 물질을 제거합니다.

보충 주입

깨끗한 알부민으로 체내 밸런스를 맞춥니다.

회복

시술은 약 2~3시간 소요되며, 당일 귀가 가능합니다.

실제 사례와 셀럽의 활용

미국 내슈빌의 MaxWell Clinic은 예방의학/노화 관리의 핵심 전략 중 하나로 TPE를 채택했으며, 약 1,000건 이상의 시술 데이터를 기반으로 프로토콜을 발전시키고 있습니다.

또한 미국의 유명 테크 인플루언서 브라이언 존슨Bryan Johnson은 자신의 '블루프린트 프로젝트'에서 아들의 혈장을 주입받는 자가 실험을 공개하며 TPE 및 젊은 혈장 기반 시술에 대한 논의를 촉발시켰습니다.

국내에서는 아직 제한적이지만, 고급 웰니스 클리닉 및 일부 기능의학 병원에서 '면역 리셋 프로그램'의 일환으로 TPE를 도입하고 있으며, 일부 연예인 및 CEO들도 해당 시술을 받았습니다. 비공식적으로는 피부 개선과 정신적 맑음Mental Clarity에 대한 긍정적인 반응이 다수 보고되고 있습니다.

시술 전후의 객관적 평가 방법

혈장교환술의 효과를 정량적으로 분석하기 위해 다음과 같은 바이오마커를 시술 전후로 측정합니다. 이 방법으로 시술 전후의 상태를 비교 및 평가할 수 있습니다.

- 염증 지표: CRP, IL-6, Ferritin.
- 노화 관련 물질: TNF-α , Homocysteine.

- 혈액 대사 상태: 총단백, 알부민, 전해질 균형.
- 후성유전학 시계(별도 검사 옵션).

결론

혈장교환술은 비교적 안전한 시술로 간주되지만 의료진의 정확한 판단과 숙련된 장비 운용이 반드시 요구됩니다. 드물게 전해질 불균형, 저혈압, 일시적인 피로감 등의 부작용이 보고되는데 이를 방지하기 위해서는 개별 맞춤 프로토콜 설정이 중요합니다. 또한 시술 간격 역시 환자의 염증 상태나 생체 나이 수치 기반으로 계획되어야 하며, 무분별한 반복 시술은 권장되지 않습니다.

혈장교환술은 과학적으로 검증된 염증 제거 및 면역 조절 기술입니다. 이미 단순한 디톡스 수준을 넘어섰습니다. 고령화 사회로 접어든 지금, 노화 지연과 질병 예방을 동시에 실현할 수 있는 전략으로 점점 더 주목받고 있습니다. 향후 유전자 분석, 엑소좀, 줄기세포 치료와 함께 통합 맞춤 의학의 핵심 기술로 자리 잡을 가능성이 높습니다.

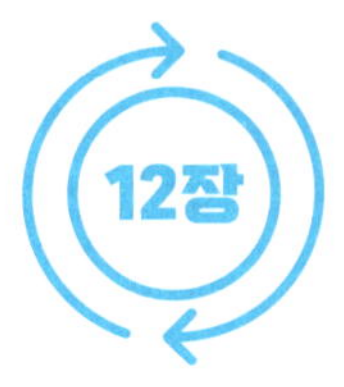

줄기세포 치료
노화된 조직을 되살리는 재생의 열쇠

줄기세포란 무엇인가?

줄기세포는 흔히 '백지 상태의 세포'로 불립니다. 아직 어떤 조직으로도 분화하지 않은 상태이기 때문에, 필요에 따라 다양한 조직으로 변신할 수 있는 능력이 있습니다. 우리가 다치거나 몸속 조직이 손상되었을 때 줄기세포가 활성화되어 상처를 메우고 기능을 복구하는 데 중요한 역할을 합니다. 하지만 나이가 들면 우리 몸속 줄기세포의 숫자와 활성이 급격히 감소합니다. 자연스럽게 재생 능력이 떨어지고 노화의 징후도 더욱 뚜렷하게 나타나게 됩니다.

어떤 줄기세포가 사용되는가?

의학적으로 활용되는 줄기세포에는 몇 가지 종류가 있습니다. 그중에서도 현재 가장 널리 사용되고 있는 것은 성체 줄기세포입니다.

성체 줄기세포

성체 줄기세포Adipose-Derived Stem Cells, Mesenchymal Stem Cells; MSCs는 성인의 체내에서 자연적으로 존재하는 줄기세포입니다. 조직 재생과 회복의 핵심 요소로 작용하며, 실제 시술에서 가장 많이 사용됩니다.

주요 채취 부위는 지방 조직(복부, 허벅지)과 골수입니다. 자기 조직에서 유래하므로 면역 거부 반응이 거의 없고, 자가 시술 시 매우 안전합니다. 조직 회복력, 항염 작용, 면역 조절 기능이 있습니다. 다양한 조직에 활용할 수 있는데, 피부, 연골, 신경, 혈관 등에 작용할 수 있습니다.

주사, 도포, 국소 주입 등 다양한 방식으로 활용할 수 있어 미용·기능의학에서 활용도가 높습니다. 특히 지방 유래 MSCs는 채취하기 간단하고 세포 수가 많아, PRP 또는 엑소좀과 함께 피부 재생, 주름 개선, 탈모 치료, 관절염 완화 등 다양한 분야에 실제 시술로 사용되고 있습니다.

배아 줄기세포와 유도만능 줄기세포

배아 줄기세포Embryonic Stem Cell, ESC는 수정란에서 추출한 줄기세포로, 거의 모든 세포로 분화할 수 있는 전분화능Totipotency을 지닌 세포입니다.

또한 유도만능 줄기세포iPSC는 일반 체세포(예: 피부 세포)에 특정 유전자를 주입해 '줄기세포 상태'로 되돌린 세포입니다. 배아 줄기세포와 유사한 능력을 가지며 윤리적 문제를 일부 회피할 수 있다는 장점이 있습니다.

분화 능력은 최상급으로 신경, 췌장, 심장 등 고도 조직의 재생이 가능합니다. 다만 암세포로 발전할 가능성(종양화 위험)이 존재하며, 면역 반응을 유발할 가능성도 있습니다. 윤리적 문제, 유전자 조작에 따른 안전성 이슈 또한 주의해야 합니다.

따라서 이 두 유형은 기초 연구 또는 임상 시험 수준에서만 제한적으로 사용되고 있으며, 현재까지 일반 미용 시술이나 항노화 시술에서는 사용되지 않습니다. 다만, 장기적으로는 맞춤 재생의학의 핵심 열쇠로 여겨지고 있으며 활발한 연구가 진행되고 있습니다.

줄기세포는 몸 안에서 어떤 역할을 할까?

줄기세포는 단순히 세포를 보충하는 수준을 넘어서, 손상된 조직을 재생하고 면역 반응을 조절하며 다양한 생리적 기능을 회복하는 데 기여합니다.

조직 재생

무릎 연골, 얼굴 지방, 심혈관 조직 등 다양한 부위를 회복시키는 데 사용됩니다.

항염 및 면역 조절

염증 억제, 조직 회복 촉진, 자가 면역 조절에 기여합니다.

성 호르몬 및 성장 인자 분비

피부 탄력, 근육량 유지, 혈관 기능 유지 등에 기여합니다.

미용·항노화 분야에서의 적용

줄기세포는 더 이상 연구실 안에서만의 개념이 아닙니다. 최근 몇 년 사이, 줄기세포와 그 유래 물질은 피부 미용과 전신 항노화에 이르기까지 다양한 분야에서 실제로 활용되며 우리 일상 속으로 성큼 다가왔습니다. 과거 줄기세포 기술은 주로 노화된 관절이나 재생이 어려운 장기의 치료에만 쓰였습니다. 그런데 이제는 피부 톤, 눈가 잔주름, 피부 재생력 같은 일상 문제에도 적용되고 있습니다.

피부 재생

피부 재생 시술은 피부의 깊은 층부터 복원하는 스킨 부스터 시술이라고 할 수 있습니다. 피부는 외부 자극과 내부 노화로 인해 점차 콜라겐과 히알루론산이 감소하고, 진피층이 얇아지며 탄력이 떨어집니다. 이를 개선하기 위해 최근 가장 주목받는 접근이 바로 줄기세포 배양액 또는 유래 물질을 이용한 시술입니다.

줄기세포 배양액은 줄기세포를 배양하는 동안 분비되는 수백 가지의 성장 인자, 항염 물질, 조직 회복 유도 성분 등을 농축한 액체입니다. 피부에 미세 주사 방식으로 주입하기도 하며, MTS(마이크로니들) 장비를 통해 침투시키는 방식으로도 사용됩니다.

대표적인 효능으로는 콜라겐 생성 촉진, 피부 결 개선, 수분 유지력 향상, 색소 완화 등이 있습니다. 반복적인 시술을 통해 피부 전체의 재생력을 끌어올립니다. 특히 엑소좀 기반 스킨 부스터는 줄기세포 배양액 중에서도 세포 간 커뮤니케

이션을 담당하는 미세 소포체(엑소좀)를 분리 및 정제한 것입니다. 항염 효과와 조직 재생 효과가 우수하여 고급 미용 클리닉에서 사용이 확대되고 있습니다.

탈모 개선

줄기세포 유래 성분은 탈모 개선에도 적용되고 있습니다. 모발이 빠지는 근본 원인은 모낭의 기능 저하와 염증성 환경 때문입니다. 특히 중년 이후에는 호르몬 변화와 피지선 과활성, 스트레스 등으로 인해 모낭이 퇴화합니다. 이로 인해 새로운 모발이 자라기 어려운 상태가 됩니다.

줄기세포 유래 성장 인자는 모낭 세포를 자극하고, 염증을 억제하여 모발 성장 환경을 정돈합니다. 즉, 모낭의 '잠든 기억'을 깨웁니다. 두피 메조테라피 방식으로 주입하며, PRP나 엑소좀과 병행할 경우 효과가 상승합니다. 일부 연구에서는 모발 밀도 증가, 탈모 진행 속도 감소, 모발 굵기 향상 등의 결과가 보고되었습니다. 이는 단순히 탈모를 막는 것 이상으로 '두피의 노화'를 지연시키는 전략입니다.

전신 항노화

해외의 고급 클리닉에서는 줄기세포를 활용한 전신 항노

화 프로그램이 별도로 운영되고 있습니다. 이 중 일부는 환자
의 자가 조직에서 추출한 줄기세포를 정맥으로 주입하거나,
그 유래 물질(엑소좀, 사이토카인 등)을 정맥 혹은 피하 주사 형
태로 투여하는 방식입니다.

보고된 주요 효과는 다음과 같습니다.
- **만성 피로 개선**: 세포 에너지 회복과 산화 스트레스 감소.
- **수면의 질 향상**: 염증 완화와 멜라토닌 리듬 안정화.
- **면역력 강화**: Th1/Th2 면역 균형 회복, 염증 인자 억제.
- **인지 기능 개선**: 신경 세포 보호 인자 분비, BDNF 증가.
- **호르몬 균형 보조**: 세포 수용체 민감도 개선.

물론 이런 정맥 주사 치료는 임상적 데이터가 제한적이므
로, 반드시 사전에 의료진과 상담하고 검사를 진행한 후 시행
해야 합니다. 또한 자가 세포인지, 타인 유래인지, 또는 배양
여부에 따라 법적 제약이 다르다는 점도 반드시 고려해야 합
니다.

줄기세포는 단순한 회춘의 도구가 아니라, 몸 안의 고장난
회복 시스템을 재가동시키는 리셋 키Key에 가깝습니다. 피부
에서 시작해 두피와 신경, 면역, 전신 생리 시스템에 이르기까

지 줄기세포의 적용 범위는 빠르게 확장되고 있습니다.

단, 그만큼 과도한 기대와 불법 시술도 늘고 있습니다. 의료적 기준과 안전성을 충족하는 환경에서, 과학적 기준에 따라 단계적으로 적용하는 전략이 필요합니다.

국가별 규제 및 현실에서의 적용

줄기세포는 강력한 재생 능력으로 주목받고 있습니다. 하지만 동시에 윤리성과 안전성에 대한 우려도 존재합니다. 따라서 국가별로 엄격한 규제를 두고 있습니다.

한국

한국은 '첨단 재생 의료 및 첨단 바이오 의약품 안전 및 지원에 관한 법률(첨단 재생 의료법)'에 따라 줄기세포 치료를 엄격하게 규제하고 있습니다. 이 법에 의하면 줄기세포 시술은 위험군에 따라 다음과 같이 분류됩니다.

● **자가 줄기세포, 비배양:** 지방 유래 성체 줄기세포나 자가 혈액 기반 줄기세포(PRP, 혈소판 유래 성장 인자 등)는 저위험군으로 간주되어 일부 병의원에서 시술이 가능합니다.

● **자가 줄기세포, 배양:** 일정 기간 배양 과정을 거친 자가

줄기세포는 중등도 위험군으로 분류됩니다. 정부 승인 연구 기관 혹은 임상 시험 형태로만 허용됩니다.

● 타인 유래 줄기세포, 배양: 고위험군으로 간주되어, 현재 한국에서는 원칙적으로 시술이 금지되어 있습니다.

다만, 의료 현장에서는 항노화 및 재생 목적의 수요가 꾸준히 증가하고 있습니다. 향후 일부 조건하에 점진적 개방이 이루어질 가능성이 높다는 전망이 지배적입니다.

일본

일본은 세계 주요국 중에서도 줄기세포 치료 규제가 가장 유연한 국가 중 하나입니다. 2014년 도입된 재생 의료 안전법 Act on the Safety of Regenerative Medicine에 따라, 줄기세포 치료는 다음과 같이 3등급 위험군 분류 체계하에 관리됩니다.

● 1등급(고위험군): iPS세포, 배아 줄기세포 등이 있습니다. 국가 승인 임상 연구만 가능합니다.

● 2등급(중위험군): 자가 배양 줄기세포가 있습니다. 심사 후 인증 병원에서만 시술할 수 있습니다.

● 3등급(저위험군): 자가 조직에서 분리된 비배양 줄기세

포, PRP, 지방 줄기세포 등이 있습니다. 통지(보고)만으로 지정된 기관에서 시술 가능합니다.

이러한 제도를 기반으로 일본에는 수백 개 이상의 '재생 의료 인증 클리닉'이 존재하며 안면 노화, 관절염, 탈모, 전신 피로 등 다양한 분야에 줄기세포 시술을 상업적으로 제공합니다. 이에 한국 환자들이 일본 줄기세포 클리닉을 이용하는 '역유출 의료 현상'도 발생하고 있습니다.

미국

미국은 FDA(식품 의약국)가 줄기세포 치료에 대해 가장 보수적인 입장을 취하고 있는 국가 중 하나입니다. 대부분의 줄기세포 치료는 IND(임상 시험 계획서) 승인을 받은 임상 시험으로만 허용되며, 시술보다는 연구로 간주됩니다. 특히 배양 줄기세포, iPS 세포 기반 치료, 타인 유래 줄기세포 시술은 엄격하게 금지되거나 고위험군으로 분류됩니다.

하지만 이러한 규제에도 불구하고 일부 클리닉에서는 여러 가지 방법으로 줄기세포 치료를 제공하고 있습니다. '미니멀 매니퓰레이션Minimal Manipulation' 기준을 충족한 자가 지방 유래 줄기세포를 미용적 또는 통증 완화 목적으로 일부 시술합니다. 시판 후 조사Post-market Surveillance 명목으로 연구용 시술 프로그램을 운영하며, 의료 관광을 통해 미국 외 국가(멕시코, 바하마, 파나마 등)에서 시술을 받고 돌아오는 사례도 있습니다.

미국 내에서는 'FDA 승인 없이 제공되는 줄기세포 치료 시장이 1000개 이상'이라는 조사도 있을 만큼 틈새 시장이 존재합니다. 이에 의료 윤리 및 법적 다툼도 적지 않습니다.

앞으로의 방향

줄기세포 치료는 여전히 발전하고 있는 분야입니다. 그러나 잠재력만큼은 분명합니다. 피부 미용뿐 아니라 관절 기능 회복, 신경계 재생, 내분비계 균형 조절에 이르기까지 적용 범위는 놀라울 정도로 광범위합니다. 특히 항노화 전략의 한 축으로서 줄기세포는 엑소좀, TPE, NAD^+ 요법 같은 최신 치료법들과 결합하여 더욱 강력하고 통합적인 프로그램으로 설계될 수 있습니다.

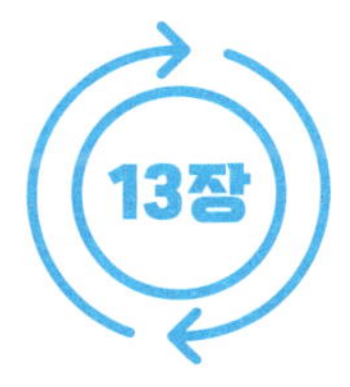

엑소좀 치료
세포 간 소통으로 젊음을 회복하다

사람의 몸속 세포들은 놀라울 정도로 정교한 방식으로 소통하고 있습니다. 눈에 보이지 않는 미세한 입자들이 세포 사이를 오가며 서로 신호를 주고받습니다. 최근 항노화와 재생 의학 분야에서 이 '세포 간 소통 메신저'로 주목받는 것이 바로 엑소좀입니다.

엑소좀은 세포가 만들어 내는 아주 작은 소포체로, 쉽게 말하면 세포들 사이의 '메신저'라고 할 수 있습니다. 마치 우리가 카카오톡으로 메시지를 주고받듯, 세포들도 엑소좀을 통해 서로 대화를 나눕니다. 세포가 외부 스트레스를 받거나 손상되었을 때는 엑소좀을 통해 주변 세포에 도움을 요청하거나, 반대로 재생에 필요한 정보를 전달합니다.

엑소좀의 크기는 나노 단위, 약 30~150나노미터 정도에 불과합니다. 일반 현미경으로는 보이지 않을 만큼 작지만 그 안에는 RNA, 단백질, 지질, 그리고 다양한 생리 활성 물질이 들어 있습니다. 작은 크기 속에 놀라운 정보와 기능이 압축되어 있는 셈입니다.

엑소좀의 종류와 특징

엑소좀이 흥미로운 이유는 '어떤 세포에서 나왔느냐'에 따라 성격과 기능이 달라진다는 점입니다. 쉽게 말해, 엑소좀은 세포가 보내는 택배 상자와 같습니다. 그런데 이 택배는 발신자가 누구냐에 따라 안에 담긴 내용물이 달라지고, 우리 몸에 미치는 영향도 달라집니다.

줄기세포 유래 엑소좀

손상된 조직을 회복시키고 염증을 가라앉히는 성질이 강합니다. 쉽게 말하면, 줄기세포 엑소좀은 '수리 기사' 같은 역할을 합니다. 세포가 다친 곳이나 염증이 난 곳에 가서 손상 부위를 복구하고, 상처가 잘 회복되도록 돕습니다. 피부 재생,

상처 치유, 관절 재생, 항노화 시술 등에 활용할 수 있습니다.

혈액 유래 엑소좀

몸의 전반적인 건강 상태, 특히 염증 수준을 반영합니다. 내 몸의 '건강 리포트'라고 할 수 있습니다. 몸에 염증이 많으면 그 신호가 혈액 속 엑소좀에 고스란히 담겨 나옵니다. 따라서 질병 조기 진단(예: 암, 염증성 질환)에 쓰입니다.

최근에는 혈액 유래 엑소좀이 단순한 진단을 넘어 재생의료와 기능의학 치료 도구로 확장되고 있습니다. 줄기세포를 직접 쓰지 않아도 엑소좀만으로 항염, 면역 조절, 조직 재생이 가능하다는 연구 결과가 있습니다. 또한 자가 혈액을 원심 분리 및 고순도 정제 기술로 엑소좀만 추출한 후, 이를 정맥 주사 형태로 전신에 투여하는 프로그램도 시행되었습니다.

피부 개선, 항염 효과, 신경 회복 등의 미용·피부·기능의학적 목적에도 활용됩니다. 동물 실험 및 일부 임상 연구에서는 간 조직 회복, 신경 손상 억제, 피부 상처 치유 촉진 등의 긍정적 결과가 보고되고 있습니다. 자가 혈액 유래이기 때문에 면역 거부 반응이 적고 안전성도 우수하다는 점에서 향후 더 널리 사용될 가능성이 높은 엑소좀입니다.

암세포 유래 엑소좀

문제는 암세포도 엑소좀을 만들어 낸다는 점입니다. 그런데 이 엑소좀은 좋은 일을 하는 게 아니라, 오히려 암세포가 퍼지고 자라도록 돕습니다. 마치 '나쁜 세포들의 공범' 같은 존재입니다. 암세포가 다른 곳으로 전이하거나 면역 반응을 피하도록 도와 암이 더 강해지게 만들기도 합니다. 이러한 특성을 이용해 혈액 속 암세포 엑소좀을 분석해 암 진단이나 치료 반응을 모니터링하는 연구가 활발히 진행되고 있습니다.

식물성 엑소좀(Plant-derived Exosome-like Vesicles)

포도, 인삼, 쌀 같은 식물에서 추출한 엑소좀 유사 입자입니다. 항산화, 항염, 피부 회복에 도움을 줄 수 있다는 연구 결과가 있습니다. '채소와 과일이 주는 미니 택배' 같은 개념입니다. 식물 속 엑소좀이 사람의 세포에도 흡수되어 긍정적인 작용을 한다는 거죠. 화장품, 건강식품, 피부 진정제 등 비의료 분야에서의 연구가 특히 빠르게 늘고 있습니다.

결론

● 줄기세포 엑소좀 → 회복·재생 전문가.

● 혈액 엑소좀 → 내 몸 상태를 알려 주는 리포트, 피부 및

전신 재생.

- 암세포 엑소좀 → 종양을 돕는 나쁜 택배.
- 식물성 엑소좀 → 채소와 과일이 주는 미니 택배.

환자 입장에서 기억해야 할 포인트는 이겁니다.

"엑소좀이라고 다 같은 게 아니다. 어디에서 왔느냐에 따라 효과도, 역할도 달라진다."

엑소좀 치료의 가능성

그렇다면 엑소좀은 실제 치료에 어떻게 활용될 수 있을까요? 여러 논문과 임상 연구에서 엑소좀의 치료 가능성을 매우 긍정적으로 평가하고 있습니다.

한 연구에서는 줄기세포에서 유래된 엑소좀을 피부 상처 부위에 적용했을 때, 재생 속도가 일반적인 치유 과정보다 1.5 배 이상 빨라졌다는 결과를 보고했습니다. 또 다른 연구에서는 엑소좀을 정맥으로 투여한 결과, 신경 퇴행성 질환의 진행이 지연되거나 염증 지표가 현저히 낮아졌다는 결과도 발표되었습니다.

이러한 연구 결과들은 이미 현장에서도 적용되고 있습니다. 실제로 미국과 유럽의 고급 클리닉에서는 엑소좀을 항노화 패키지에 포함했습니다. NAD$^+$, 글루타치온, 고용량 비타민 C와 함께 엑소좀을 정맥 주사로 투여하면서, 에너지 회복, 수면의 질 개선, 피부 활력 증진 등의 효과를 기대합니다.

미용 시술에서의 엑소좀

피부 미용 분야에서도 엑소좀은 새로운 전환점을 만들어 내고 있습니다. 엑소좀을 스킨 부스터로 피부에 직접 주입하거나, 리프팅 레이저 시술 후 피부에 도포해 재생을 촉진하는 방식이 최근 빠르게 보편화되고 있습니다.

이 과정에서 염증 반응이 억제되고, 콜라겐과 엘라스틴 생성이 증가하며, 피부결과 탄력이 눈에 띄게 개선되었다는 긍정적인 반응이 많습니다. 국내 여러 프리미엄 클리닉에서는 이러한 시술을 정기 프로그램으로 체계화하여 제공하고 있으며, 많은 고객들이 '피부톤이 맑고 투명해졌다', '시술 후 회복 속도가 빠르다' 등 만족스러운 후기를 남기고 있습니다.

전신 건강 개선과 개인 맞춤 치료

앞으로 엑소좀은 단순히 피부에 바르는 화장품 성분을 뛰어 넘어, 개인 맞춤형 치료제로 발전할 가능성이 높습니다. 혈액 속 엑소좀을 분석하면 내 몸의 염증 정도, 노화 패턴, 각 장기의 기능 상태까지 정밀하게 읽어 낼 수 있습니다. 그리고 그 결과에 따라 필요한 엑소좀을 선택해 주사나 경구제로 투여하는 방식이 가능해집니다. 마치 건강 검진 후 "당신은 혈압 관리가 필요합니다."라는 처방을 받듯, 가까운 미래에는 "당신에게는 항염·재생 기능이 강화된 엑소좀 치료가 필요합니다."라는 식의 개인 맞춤 처방이 일상화될 것입니다.

이 과정은 후성유전학 검사나 생체 나이 측정과 결합될 수 있습니다. 예를 들어, 검사 결과 "당신의 생체 나이가 실제보다 5년 빠릅니다. 특히 간 기능과 면역 염증 지표가 약화되어 있습니다."라는 진단이 나온다면, 그에 맞는 엑소좀을 조합해 투여하는 방식입니다.

현재 진행 중인 임상 연구와 사례

간 질환

만성 간염, 간 섬유화, 알코올성 간 질환 환자를 대상으로 줄기세포 유래 엑소좀을 투여하는 연구가 진행되고 있습니다. 실제로 동물 실험과 초기 임상에서 엑소좀이 간세포 손상을 줄이고, 염증을 완화하며, 섬유화를 억제한다는 결과가 보고되었습니다. 간 질환 환자에게는 '간의 회복력 자체를 키워 주는 치료'로 연구되고 있습니다.

폐 질환

만성 폐쇄성 폐 질환COPD, 급성 호흡 곤란 증후군ARDS 같은 만성·급성 폐 질환에서 엑소좀 치료가 임상 시험 단계에 있습니다. 코로나19 중증 환자에게 줄기세포 엑소좀을 정맥 주사한 연구에서 일부 환자에서 폐의 염증이 줄고 산소 포화도가 개선된 사례가 있습니다. 기존 치료 방법으로는 한계가 있는 환자에게 '폐 속 염증 진화용 소방수' 같은 역할을 기대합니다.

신경계 질환

알츠하이머병, 파킨슨병, 뇌 손상 환자를 대상으로 신경 보호 효과를 확인하는 연구가 활발합니다. 동물 실험에서 줄기세포 엑소좀이 신경 세포의 사멸을 줄이고, 기억력 회복을 도왔다는 결과가 발표되었습니다. 실제로 일부 임상 연구에서는 엑소좀이 혈뇌 장벽을 통과해 뇌에 직접 작용할 수 있다는 가능성이 확인되고 있습니다.

환자 입장에서의 의미

즉, 가까운 미래에는 '모두에게 동일한 엑소좀 치료'가 아니라, 각자의 몸 상태와 필요에 딱 맞는 엑소좀을 선별해 투여하는 개인 맞춤형 시대가 열릴 수도 있습니다. 마치 안경을 맞출 때 시력 검사를 해서 도수를 결정하듯, 혈액 검사와 생체 나이 검사를 통해 필요한 엑소좀을 처방받는 것이죠.

엑소좀은 '피부 미용 성분'에서 출발했지만, 이제는 간, 폐, 뇌 같은 주요 장기의 치료까지 영역을 넓히고 있습니다. 아직은 임상 시험 단계에 머물러 있지만, 환자 입장에서는 '내 몸의 회복력을 끌어올릴 새로운 카드'가 될 수 있습니다.

엑소좀의 가능성은 아직 전부 다 밝혀지지 않았습니다. 하지만 지금까지의 연구 결과와 임상 사례를 종합해 보면, 이 작은 입자가 우리 몸과 삶에 가져올 변화는 결코 작지 않을 것으로 예상됩니다. 항노화와 웰니스의 다음 챕터를 여는 열쇠, 그것이 바로 엑소좀입니다.

혈액 엑소좀 치료

엑소좀 가운데 최근 특히 주목받는 분야가 바로 '혈액 유래 엑소좀'입니다. 장점은 간단합니다. 복잡한 수술이나 채취 과정 없이, 단순한 채혈만으로 얻을 수 있기 때문입니다. 이 혈액 속 엑소좀을 들여다보면 몸 전체의 염증 상태, 노화 속도, 장기 건강 신호까지 파악할 수 있습니다.

실제로 연구에서는 혈액 속 엑소좀에 포함된 마이크로

RNA를 분석해, 알츠하이머병이나 당뇨병 같은 질환을 조기에 예측할 수 있다는 가능성이 확인되기도 했습니다. 마치 자동차 블랙박스를 보면 운전 습관을 알 수 있듯, 혈액 속 엑소좀은 우리 몸의 '건강 블랙박스' 역할을 하는 셈입니다.

또한 이러한 혈액 엑소좀을 단순히 분석하는 데 그치지 않고, 개인 맞춤형 치료로 연결하고 있습니다. 치료 전후에는 염증 마커, 생체 나이, 피부 상태 등을 정량적으로 평가해 단순히 '기분이 좋아졌다' 정도의 수준이 아니라, 숫자로 뚜렷하게 확인할 수 있는 변화를 추적합니다.

● 환자의 혈액에서 엑소좀을 분석 → 개인별 염증·노화 패턴을 파악합니다.

● 그 결과를 바탕으로 정맥 주사 치료 진행 → 염증 조절, 조직 재생, 노화 지연이 목표입니다.

● 동시에 환자의 상태에 맞춘 항산화 영양제를 병합 투여 → 시너지 효과를 강화합니다.

환자들이 가장 체감하는 부분은 두 가지입니다.

1. 기능적 개선: 피로감 감소, 전신 활력 회복, 면역 균형 강화.

2. 미용적 개선: 피부 톤과 탄력이 좋아지고, '얼굴이 한결 편

안해졌다'는 주변의 반응.

이러한 이유로 혈액 엑소좀 치료는 단순히 항노화 의학을 넘어, 고위험 질환 예방과 동안·뷰티 관리를 동시에 아우를 수 있는 새로운 패러다임으로 자리 잡고 있습니다. 쉽게 말해, 혈액 엑소좀 치료는 '내 몸 안에서 답을 찾아, 다시 내 몸에 돌려주는 맞춤형 치료'입니다. 환자에게는 '건강 검진 + 항노화 + 뷰티 관리'라는 세 가지 목표를 한 번에 달성할 수 있게 해 주는 통합 솔루션입니다. 이러한 장점 덕분에 국내 항노화 시장에서도 차세대 치료법으로 각광받고 있습니다.

일반 엑소좀 vs 혈액 엑소좀

일반 엑소좀	분류	혈액 엑소좀
식물이나 지방으로부터 추출한 배양 엑소좀	원재료	내 자가혈로부터 엑소좀을 추출 (배양 포함)
엑소좀 제품군에 따라 상이 (화학 첨가물 포함)	주요 성분	나만의 순수한 자가혈 엑소좀
나에게 가장 효과적인 엑소좀 선별 필요	안정성	일반 엑소좀보다 뛰어난 안정성 (선별 불필요)
엑소좀의 분포가 불균형하여 개인에 따라 효력 상이	균일성	자가혈을 원재료로 첨가물이 없어 나에게만 최상의 효과를 냄

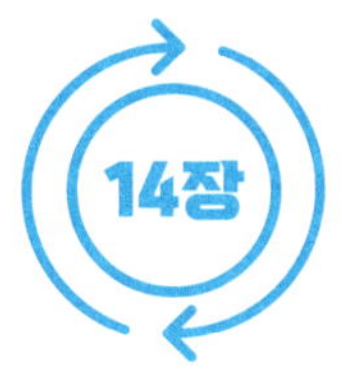

NAD⁺와 수액 치료
세포 배터리를 충전하는 에너지 충전소

혹시 휴대폰 배터리 경고등이 5%로 깜빡이는 걸 본 적 있나요? '아직 할 일이 산더미인데, 충전기 꽂을 시간도 없네.'라고 생각하며 조마조마한 마음으로 쓰다 보면, 결국 얼마 안 가 '뚝' 꺼져 버리죠. 사실 우리 몸도 나이가 들면 똑같습니다. 세포 속 배터리(미토콘드리아)가 방전되면서 금세 피곤해지고, 기억력도 떨어지고, 피부 탄력까지 푹 꺼집니다.

이때 필요한 게 바로 NAD⁺(니코틴아마이드 아데닌 다이뉴클레오타이드)라는 물질입니다. 이름은 복잡하지만 쉽게 말해 세포가 에너지를 만드는 데 꼭 필요한 '연료 코인'입니다.

NAD$^+$란 무엇인가?

NAD$^+$Nicotinamide Adenine Dinucleotide는 모든 세포 내에 존재하는 조효소로, 특히 에너지 대사와 DNA 복구, 세포 노화 조절에 핵심적인 역할을 합니다. 미토콘드리아 내에서 ATP 생성을 돕고, SIRTUIN(시르투인)이라는 항노화 단백질을 활성화하며, 염증 조절과 산화 스트레스 저해에도 관여합니다.

그러나 나이가 들면서 NAD$^+$ 수치가 급격히 감소합니다. 40대 이후에는 젊었을 때의 절반 이하로 떨어지는 경우도 있습니다. 이 수치가 떨어지면 세포 회복력, 에너지 대사, 면역 기능 모두가 저하됩니다.

NAD$^+$ 수액 치료

작용과 기대 효과

NAD$^+$ 수액은 정맥 주사를 통해 직접 공급하는 방식입니다. 일반적으로 1~2시간에 걸쳐 천천히 주입되며, 다음과 같은 효과를 기대할 수 있습니다.

- 피로 회복 및 브레인 포그 개선.
- 인지 기능 향상 및 집중력 개선.
- 수면의 질 개선과 항스트레스 효과.
- 미토콘드리아 기능 향상 → 에너지 대사 활성화.

● 염증 억제 및 SIRT1 활성화 → 항노화 효과.

일부 환자에서는 처음 주입 시 일시적으로 두통이나 메스꺼움 등의 반응이 있을 수 있어, 속도 조절이 중요합니다.

수액 치료 시 혼합되는 주요 제제

● 니코틴아미드 리보사이드NR, 니코틴아미드 모노뉴클레오타이드NMN: NAD^+의 전구체로, 세포 내에서 NAD^+로 전환되어 흡수율을 높이는 데 기여합니다.

● 비타민 B군: NAD^+ 생합성과 관련된 보조 효소입니다. NAD^+ 수액과 함께 투여 시 효과가 상승합니다.

● SIRTUIN 활성제(예: 퀘르세틴, 레스베라트롤): NAD^+와 함께 SIRT 계열 단백질을 자극해 항노화 효과를 증진시킵니다.

● CoQ10, 알파리포산 등 항산화제: 미토콘드리아 기능을 강화하고 산화 스트레스를 줄입니다.

NAD^+의 짧은 반감기와 극복 전략

NAD^+는 체내에서의 반감기Half-life가 매우 짧아, 일회성 수액만으로는 장기적인 효과를 기대하기 어렵습니다. 따라서 NAD^+를 직접 보충해야 하며, 그와 동시에 그 대사 경로인

NAD^+ 수액 보충 시 몸에 생기는 변화

PHP 사이클Pyridine Nucleotide Homeostasis Pathway을 자극하는 전략이 중요합니다.

● **CD38 억제**: NAD^+를 분해하는 효소인 CD38의 활성을 억제함으로써 NAD^+의 체내 유지 시간을 연장시킬 수 있습니다. 항염, 항노화 보조제로서 CD38 억제제 연구가 진행되고 있습니다.

● **NAMPT 경로 자극**: NAD^+의 생합성에 핵심인 NAMPT 경로를 자극하여 자체 생산을 유도하는 성분(예: 운동, 칼로리 제한, 일부 폴리페놀류 등)을 함께 사용하는 방식이 병행됩니다.

● **지속 주입 방식**: 해외 일부 클리닉에서는 NAD^+ 정맥 주입을 오랜 시간(8~12시간)에 걸쳐 천천히 지속적으로 주입하는 방식을 채택하기도 합니다.

NAD[+] 수액은 단순한 '피로 회복제'가 아니라, 세포 대사의 복원력 자체를 끌어올리는 고급 항노화 전략입니다. 하지만 이를 제대로 활용하려면 수액을 맞는 데서 그치지 않고 그 대사 경로를 어떻게 보호하고 활성화시킬 것인가에 대한 구체적인 이해와 전략이 병행되어야 합니다.

환자 이야기

48세 직장인 박모 씨는 "커피로 버티는 게 한계"라며 진료실에 왔습니다. 아침 회의 때는 머리가 멍하고, 오후만 되면 당 충전에 집착했지요. 검사를 해 보니 생체 나이와 염증 수치가 실제 나이보다 높게 나왔습니다.

그는 NAD[+] 수액과 항산화 영양제 치료를 병행했고, 4주 뒤 이렇게 말했습니다.

"이전엔 아침에 시동 걸리는 데 2시간이 걸렸는데, 요즘은 그냥 '원샷 원킬'로 켜져요. 회사 후배가 '팀장님, 피부 좋아지셨네요?' 라고 하더라고요. 그 말 듣고 이 치료에 중독될 뻔했어요. 앞으로도 꾸준히 맞아 보려고요."

<u>**그 밖의 수액 치료들**</u>

● 고농도 비타민 C 수액: 강력한 항산화 작용으로 세포 손상을 줄이고 면역 시스템을 강화합니다. 일정 농도 이상에서는 항암 보조 요법으로도 연구되고 있습니다.

● 글루타치온 수액: 흔히 '미백 주사'로 알려져 있으나, 실제로는 강력한 항산화제이자 간 해독 작용을 돕는 수액입니다. 피부 톤 개선뿐만 아니라 전반적인 염증 감소에도 기여합니다.

● 마이어스 칵테일Myers' Cocktail: 비타민 B군, 비타민 C, 마그네슘 등을 혼합한 기본형 종합 영양 수액입니다. 만성 피로, 면역 저하, 우울감 등의 기능의학적 증상 개선에 사용됩니다.

● 아미노산·항산화 복합 수액: 근육 회복, 간 피로 해소, 세포 대사 촉진을 통해 노화의 속도를 늦추는 데 도움을 줍니다. 시술 후 회복기에 주로 사용되며 집중적인 항노화 관리의 일환으로도 사용됩니다.

결론

NAD$^+$와 수액 치료는 단순히 '피부 주사'나 '피로 주사' 수준을 넘어, 세포 단위에서 에너지와 회복력을 높여 주는 차세대 항노화 전략입니다. 마치 휴대폰을 바꾸지 않고 배터리만 새

걸로 교체해도 훨씬 오래 쓰는 것처럼요.

우리는 다음과 같은 점들을 알아 놓아야 합니다.

● 효과는 개인차: 피로·집중력·피부 개선이 빠르게 나타나는 분도 있지만, 몇 주 이상 꾸준히 지속해야 효과를 느끼는 분도 있습니다.

● 보조가 아니라 기초: 수액은 생활 습관 개선과 병행해야 더 오래 갑니다. 주사만 맞고 커피·술·야식 습관은 그대로 유지한다면 '밑 빠진 독에 물 붓기'가 될 수 있지요.

● 안전성: 대부분 안전하지만, 개인의 간·신장 상태, 기저질환 여부에 따라 맞춤 조정이 필요합니다.

이러한 치료와 진단이 실제 개인의 일상에서 어떤 변화를 만드는지, 실제 사례와 루틴은 어떠한지 등은 Part 4에서 프로그램 설계를 통해 알아보겠습니다.

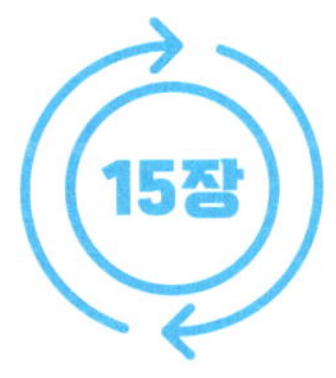

TMS
뇌에 토닥임을 주는 새로운 방법

50대 초반 경미 씨는 요즘 자주 깜빡깜빡합니다. 냉장고 문을 열고는 왜 열었는지 까먹고, 책을 읽을 때는 앞 내용이 기억나지 않아 다시 이전 페이지로 돌아가야 할 때가 많습니다. 아이들은 "엄마, 요즘 정신없어 보여!"라고 놀리고, 남편은 "당신도 이제 갱년기인가 봐~"라고 웃어넘깁니다. 하지만 그녀는 속으로 조용히 걱정하고 있었습니다.

그런데 우연히 병원에서 상담을 받던 중, 의사가 뜻밖의 제안을 했습니다. "약을 쓰지 않고도 뇌를 자극하는 방법이 있어요. TMS라고 들어 보셨어요?" 약이 아닌데 뇌를 자극한다고요? 문득 겁도 났지만 그보다 호기심이 더 컸습니다.

자기장이 뇌를 깨운다고?

TMS는 Transcranial Magnetic Stimulation, 한국말로는 '경두개 자기 자극'이라고 합니다. 이름만 들어도 입에 안 붙고, 무슨 과학 실험 같지만 사실 원리는 꽤 단순합니다.

자석을 통해 뇌에 짧고 부드러운 자기 자극을 줍니다. 그 자극이 뇌 속에 있는 신경 세포를 깨웁니다. 마치 자고 있는 뇌 회로를 살짝 톡톡 건드려 주는 느낌이라고 할까요? 전기 충격도 아니고, 마취도 필요 없습니다. 머리카락 위에 작은 자석 코일을 대고 부드러운 자극을 주기만 하면 끝입니다.

시술을 받는 동안은 편안한 안마 의자에 앉아서 명상 음악을 듣는 기분이 듭니다. 어떤 분은 치료 중 꾸벅꾸벅 졸기도 합니다. 자극이 시작되면 작은 딸깍 소리가 들리며 이마 근처가 살짝 당기거나 간질거리는 느낌이 들 수 있지만, 대부분의 사람은 통증을 거의 느끼지 않습니다. 오히려 조용한 시간을 보낼 수 있어 마음이 안정된다고 말합니다.

이 기술은 미국에서 처음 시작되었고, 현재는 전 세계 수천 개의 병원에서 우울증 치료 목적으로 사용되고 있습니다. 요즘은 ADHD, 불안 장애, 집중력 저하, 심지어 금연 치료까지 다양한 영역으로 확장되고 있습니다. 또한 중년 이후의 뇌 활력을 깨우는 데에도 주목받고 있습니다.

시술은 어떻게 진행될까?

많은 분들이 시술 과정을 궁금해하십니다. 이름은 거창해 보이지만, TMS 시술은 생각보다 간단하게 이루어집니다.

먼저 병원에 방문하면 의사나 전문 치료사가 뇌 상태를 평가하기 위해 간단한 문진이나 뇌 기능 평가를 진행할 수 있습니다. 어떤 증상이 있는지, 어떤 뇌 부위를 자극해야 효과가 있는지를 파악하는 과정입니다. 때로는 정량 뇌파QEEG라는 검사를 통해 뇌의 전기적 활동을 분석하기도 합니다.

이후 치료실로 들어가면 편안한 리클라이너 의자에 앉습니다. 치료사는 머리의 특정 부위, 보통은 좌측 전두엽 근처에 자석 코일을 위치시킵니다. 이 자석은 무겁지 않아서 머리를 누르지 않고 일정한 위치에 고정됩니다. 자극은 빠르게 톡톡 울리는 형태로 주어집니다. 이때 약간의 소리와 함께 피부 표면이 간질간질한 느낌이 들 수 있습니다.

자극은 보통 하루 20분 내외, 주 2~5회 빈도로 시행됩니다. 총 10회에서 20회 정도 받는 것이 일반적입니다. 경우에 따라 집중력이 향상되거나 기분이 가벼워지는 변화는 35회 정도 받은 후에 느껴지기도 합니다. 시술 중에는 책을 읽거나 명상 음악을 듣기도 하고, 어떤 분은 깜빡 졸기도 합니다.

　시술 후에는 별다른 회복 기간이 필요하지 않으며 곧바로 일상으로 복귀할 수 있습니다. 간혹 가벼운 두통이나 미세한 피로감을 느끼는 경우가 있지만, 대부분 증상이 경미하고 일시적이어서 금방 사라집니다. 일부 환자들은 이를 "마치 뇌가 오랜만에 집중적인 운동을 한 후 느껴지는 가벼운 피곤함 같다."라고 표현하기도 합니다. 전반적으로 일상에 큰 지장을 주지 않는 안전한 시술입니다.

짧고 부드러운 자기 자극을 통해 뇌 속의 신경 세포를 깨우는 TMS 시술은 뇌 활력 증진에 효과가 있으며, 우울증 치료, ADHD, 불안 장애, 집중력 저하 등의 치료에도 활용되고 있다.

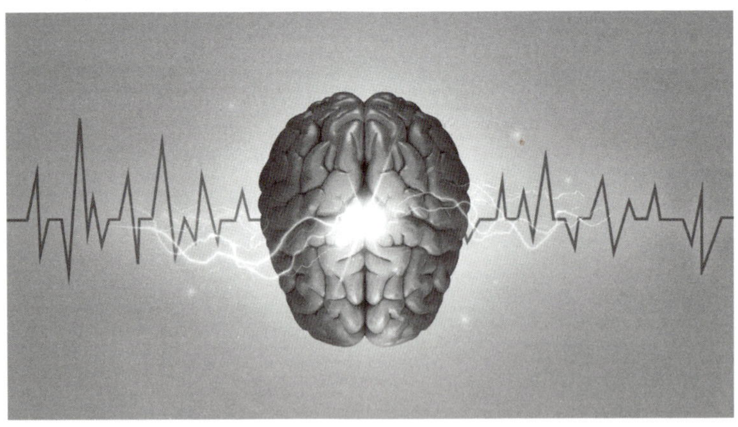

뇌도 레이저 관리가 필요하다

피부에 좋은 크림을 바르고 주기적으로 리프팅을 하며 관리하듯, 뇌도 꾸준히 관리해야 합니다. 나이가 들수록 뇌세포 사이의 연결은 서서히 약해지고, 자주 사용하지 않는 회로는 점점 더 굳어집니다. TMS는 바로 그 잠들어 있던 회로를 다시 활성화시키고, 뇌가 유연하게 작동하도록 돕는 역할을 합니다. 일종의 '뇌 운동'이자 '뇌 관리'인 셈입니다.

단순히 머리를 쓰는 문제만은 아닙니다. 중년 이후 여성의 뇌는 호르몬의 영향을 받아 감정 조절 기능이 약해지기 쉽습니다. 평소보다 더 예민해지고, 집중하기 어렵고, 쉽게 피로해지는 이유도 뇌의 변화 때문입니다. TMS는 전두엽을 중심으로 이러한 기능 회복을 돕습니다. 또한 뇌세포 사이의 연결성을 강화하고, 기분을 안정시키는 뇌 전달 물질의 분비도 촉진한다고 알려져 있습니다.

한 연구에서는 TMS를 받은 중년 여성 그룹에서 우울감과 인지 기능 저하가 눈에 띄게 줄었다는 결과가 발표되기도 했습니다. 효과는 운동이나 명상과 병행했을 때 더욱 확실하게 나타났다고 합니다. 결국 뇌를 깨우는 작은 도움 하나가 삶의 전반적인 균형을 회복하는 길로 이어질 수 있다는 뜻입니다.

TMS가 잘 맞는 사람들

TMS는 20대, 30대보다는 오히려 40~60대 여성에게 더 적합할 수 있습니다. 이 시기의 여성은 누구보다도 인지 기능, 감정, 수면, 스트레스에서 복합적인 변화를 겪기 때문입니다.

- ☐ 약 없이 기분 침체를 해결하고 싶은 사람
- ☐ 일을 하면서 집중이 안 되어 고민인 사람
- ☐ 감정 기복이 커져서 가족에게 미안한 사람
- ☐ 잠을 자도 피로가 안 풀리는 사람
- ☐ 기억력이 흐려져 일상에 자신감이 떨어진 사람

이런 고민을 안고 계신 분들이라면, TMS가 좋은 선택지가 될 수 있습니다. 실제로 어떤 분은 시술을 받으면서 "이건 내 뇌를 위한 스파 같아요."라고 표현하기도 했습니다.

끊임없이 돌아가느라 과부하 상태에 놓인 내면을 잠시 멈추고, 뇌에게 휴식과 동시에 적절한 자극을 선물하는 시간. 만약 이렇게 받아들일 수 있다면, TMS는 단순한 의학 치료를 넘어 나 자신을 돌보고 회복시키는 의미 있는 경험이 될 수 있습니다. 몸의 건강을 위해 운동하고 영양소를 섭취하듯, 뇌의 건강을 위해 투자하는 시간으로 여길 수 있는 것입니다.

나를 위한 뇌의 웰니스 시간

경미 씨는 지금 일주일에 두 번씩 병원에 들러 TMS 시술을 받고 있습니다. 처음엔 반신반의하며 시작했지만, 세 번째 시술을 받을 무렵부터 조금씩 변화가 느껴졌습니다. "요즘 머리가 덜 멍해요."라는 말이 자연스럽게 나왔고, 매일 쓰던 다이어리도 이전보다 훨씬 수월하게 써졌습니다. 아침에 일어나서도 찌뿌둥한 기분이 전보다 덜하다고 합니다. 기억이 또렷해지고, 남편이 던지는 농담에도 웃음이 먼저 나옵니다. 치료를 마치고 집으로 돌아가던 길에, 경미 씨는 문득 이런 생각이 들었습니다. '내가 달라진 걸까, 아니면 뇌가 예전처럼 다시 제대로 나를 도와주기 시작한 걸까?'

물론 TMS가 만병통치약은 아닙니다. 하지만 몸을 위한 PT가 있듯, 뇌를 위한 작은 헬스케어 도구로 바라본다면 충분히 가치 있는 선택입니다. 지금까지 뇌는 늘 조용히 당신의 일상을 함께해 왔습니다. 매일 일하고, 느끼고, 기억하고, 견디는 일들을 말없이 감당해 주었지요. 이제는 우리가 뇌에게 "괜찮니? 도와줄게."라고 먼저 손 내밀어 줄 차례입니다. 중년의 우리는 아직 늦지 않았습니다. 지금보다 더 또렷하고, 더 나답게 살아가기 위한 도구 하나쯤은 챙기는 게 좋지 않을까요?

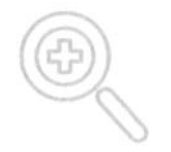

고령의 노쇠 환자와 혈장교환술

1. 노쇠란 무엇인가

노쇠는 노화와는 분명히 다른 개념입니다. 노화는 나이가 들면서 자연스럽게 정상적인 기능이 저하 및 퇴화되는 것을 말합니다. 대개 일정한 속도로 진행되며 수일에서 수주 이내로 급격히 악화되지는 않습니다. 반면 노쇠는 '허약'이라는 단어로 더 익숙합니다. 노쇠는 스트레스에 대항하는 생리적 여력이 감소한 상태를 의미합니다. 즉, 나이가 들어서 생기는 정상적인 노화 과정이 아닌 비정상적인 과정이며, 일반적인 노화 속도보다 훨씬 빠르고 급격하게 수일에서 수개월 만에 진행됩니다. 주요 증상으로는 식욕 감퇴, 기력 저하, 보행 속도 둔화, 어지럼증, 기억력 감퇴, 체중 감소 등이 나타납니다.

2012년 전 세계 6개 학술 단체의 합동 회의에서는 신체적 노쇠를 '다양한 원인과 유발 요인에 의해 체력, 지구력, 생리적 기능이 저하되어 의존성과 사망 위험을 높이고 개인의 취약성을 증가시키는 의학적 증후군'으로 정의했습니다. 여기서 증후군이란 흔한 문제이면서도 원인이 한 가지가 아니라 여러 가지이며 그로 인해 좋지 않은 의학적 결과를 보이는 경우를 말합니다. 우리나라 보건 복지부가 2007년에 실시한 전국 노인 실태 조사에 따르면 우리나라 노인 중 건강군이 42.4%, 노쇠 전 단계가 49.3%, 그리고 노쇠군이 8.3%로 확인되었습니다. 또한 노쇠 유병률은 연령에 따라 증가하여 85세 이상의 19.9%가 노쇠, 62.4%가 전노쇠에 해당하는 것으로 나타났습니다.

2. 구별하기 어려운 노쇠의 증상

노인에게서 비교적 짧은 시간에 노쇠가 진행되더라도 원인을 정확히 찾아 내어 제거하면 빠르게 회복할 수 있는 경우가 많습니다. 하지만 문제는 노쇠의 증상이 만성 질환에 의한 증상으로 오인되거나 혹은 일반적인 노화 과정과 비슷하게 보여 일반인이나 의료인 모두 구별하기 어렵다는 점입니다. 즉, 이런 증상이 노쇠 때문인지, 자연스러운 노화 과정인지, 특정 질병 때문인지, 혹은 복용 중인 약물의 부작용인지를 명확하게 구분하기가 힘듭니다.

노쇠는 본인도 모르는 사이에 조용히 진행되고 있는 경우가 많습니다. 근육량이 줄어들고, 기억력이 떨어지고, 자주 어지럽거나 넘어지고, 특별한 이유 없이 혈당이 잘 조절되지 않는 증상을 겪으면서도 '다 나이가 들어서 그럴 거야.'라고 생각하며 대수롭지 않게 넘길 때가 많습니다. 게다가 노인들은 증상이 대개 비특이적이고 모호하며, 불편함을 명확히 잘 인지하지 못하는 경우도 많기 때문에 더욱 그렇습니다.

3. 다각적 접근과 혈장교환술의 치료 가능성

하지만 진짜 문제는 질병이 생기거나 또는 살면서 큰 스트레스를 겪을 때 드러납니다. 어떤 사람은 감기에 걸려도 약을 먹지 않고 며칠 만에 쉽게 회복하는 반면, 어떤 사람은 금세 폐렴으로 악화되어 중환자실에 입원하거나, 심지어 사망하기도 합니다. 노쇠는 이렇게 예전에는 별거 아니던 일들이 신체에 심각한 문제를 유발하게 만듭니다.

노쇠를 해결하기 위해서는 다학제적인 접근이 요구됩니다. 운동 요법, 적절한 영양 공급, 약물 관리, 사회적 고립 예방 등이 기본적이고 필수적인 요소입니다. 무엇보다 조기 진단 후 꾸준한 관리가 가장 효과적입니다. 또한 염증 반응과 내분비계 변화가 노쇠 병태에 중요한 역할을 하므로 이에 대한 이해가 필요합니다.

혈장교환술은 혈액 내 노폐물, 염증 매개 물질, 유해 단백질 등을 제거하는 치료법으로, 최근 다양한 만성 질환 치료 영역에서 주목받고 있습니다. 노쇠를 유발하고 악화시키는 주요 요인인 체내 염증 및 대사 이상에 혈장교환술을 잠재적 치료법으로 고려할 수 있습니다. 염증 물질을 효과적으로 제거하고 독소나 대사 이상을 해결하는 데 도움을 줄 수 있기 때문입니다.

하지만 아직 직접적인 임상 연구와 명확한 근거는 부족한 상황입니다. 따라서 혈장교환술은 노쇠 치료의 한 방법으로 가능성을 보여 주고 있으나, 범용적 치료법으로 확립되기 위해서는 더 많은 연구와 임상 시험이 뒷받침되어야 합니다.

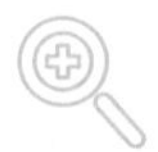

알츠하이머 치매에서의 혈장교환술 이용

1. 단순한 노화가 아닌 뇌 질환

치매는 후천적으로 기억력, 언어 능력, 판단력 등 여러 인지 기능이 감소하여 일상생활을 제대로 수행하지 못하는 증상의 복합체(임상 증후군)를 말합니다. 이는 단순한 노화 현상이 아니라 여러 뇌 질환에 의해 복합적으로 발생하는 현상입니다. 기억 장애뿐만 아니라 사고력, 추리력, 언어 능력, 행동 및 정신 상태에 걸쳐 다양한 장애가 나타납니다. 치매 환자는 인지 기능 저하 외에도 우울, 불안, 성격 변화, 환각 등 정신 행동 증상도 경험할 수 있습니다. 또한 치매의 원인 질환에 따라 증상과 경과가 다르게 나타납니다.

알츠하이머 치매의 원인은 정확히 규명되지 않았으나, 여러 요인이 복합적으로 작용하는 것으로 알려져 있습니다. 가장 핵심적인 발병 기전은 베타 아밀로이드라는 단백질이 뇌에 과도하게 쌓여 신경 세포를 손상시키고, 타우 단백질의 비정상적인 변화가 뇌세포 손상에 영향을 주어 나타나는 것으로 알려져 있습니다. 이러한 단백질 축적과 함께 염증 반응과 산화적 손상 역시 발병에 영향을 미칩니다.

2. 고령 인구의 주요 질환

알츠하이머 치매의 유병률은 65세 이상 인구에서 약 9~10% 정도이며, 연령이 높아질수록 급격히 증가합니다. 특히 85세 이상에서는 약 20% 이상으로 보고됩니다. 치매가 고령 인구에서 매우 흔한 질환임을 알 수 있습니다.

국내 연구에 따르면, 첫 치매 증상 발생 후 평균 생존 기간은 약 12.6년이고, 진단 이후에는 평균 9.3년으로 나타났습니다. 치매 진단 시 나이가 젊을수록 기대 여명이 길고, 남성보다 여성이 평균적으로 더 오래 생존하는 경향이 있습니다. 예를 들어 65세에 진단받은 경우 여성은 약 8년, 남성은 약 5.7년을 생존하며, 85세 환자의 경우 여성은 약 4.5년, 남성은 약 2.2년으로 성별에 따른 차이를 보입니다.

치매 초기에는 도구적 일상생활 능력(예: 대중교통 이용, 가전 제품 사용 등)의 저하가 시작됩니다. 그러다 점차 진행되면서 식사, 옷 입기, 대소변 조절 등의 기본적인 일상생활 능력마저 상실됩니다. 말기에는 영양실조, 폐렴, 욕창과 같은 합병증으로 인해 사망에 이르게 됩니다.

3. 혈장교환술의 치료 가능성

AMBAR 연구Alzheimer's Management by Albumin Replacement는 알츠하이머병 치료에 혈장교환술을 시행한 임상 시험입니다. 이 연구에서는 알츠하이머병 환자의 혈액 내 독성 단백질이나 염증 물질을 제거하고, 알부민 용액을 보충하는 방법으로 질병의 진행 속도에 변화가 있는지를 확인했습니다. AMBAR 연구에서 혈장교환술은 알츠하이머 환자의 인지 기능 악화 속도를 늦추는 데 긍정적인 영향을 미쳤다고 보고되었습니다. 특히 중등도 알츠하이머 환자에서 기억력, 언어 능력, 일상생활 수행 능력 등이 안정화되거나 호전되는 경향이 관찰되었습니다. 부작용도 비교적 경미하고 안전성이 확보되어 있어 장기적인 치료 가능성을 열어 준 연구로 평가받습니다.

즉, AMBAR 연구는 혈장교환술이 알츠하이머병의 새 치료 전략으로서 인지 기능 개선 및 증상 진행 억제에 도움이 될 수 있음을 시사합니다. 다만 아직은 일부 환자군에서 효과가 확인된 단계이므로, 보다 광범위한 추가 연구가 필요합니다.

혈장교환술은 베타-아밀로이드, 염증성 지질 등 병적 단백질 및 독성 물질을 제거하고, 제거한 혈장 대신 치료용으로 알부민을 공급하는 과정을 통해 신경 독성 및 신경 염증을 완화할 수 있다는 기전이 제시되고 있습니다. 이 임상 시험 결과, 위약군과 비교해 혈장교환술을 받은 군에서 인지 및 기능 지표가 우월한 결과를 보였습니다. 그러나 모든 평가 지표에서 일관된 유의미한 차이를 보이지는 않았으며, 일부 피험자군에서 효과가 더 두드러진 것으로 확인되었습니다. 또한 고령 환자에게서도 혈장교환술은 대체로 안전한 것으로 나타났습니다.

동물 실험에서도 알부민으로 혈장을 바꾼 개체에서 신경 및 조직 기능이 젊어진 현상이 확인되면서, 인체 적용 가능성에 대한 기대가 커지고 있습니다. 현재까지 사람을 대상으로 진행한 연구 결과만으로 단정적으로 이야기할 수는 없지만, 혈장교환술은 알츠하이머 치매의 진행을 늦추는 신개념 치료법이 될 수 있을 것으로 기대됩니다.

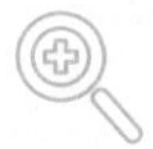

만성 염증과 혈장교환술

1. 만성 염증이 초래하는 질병들

만성 염증은 우리 몸의 염증 반응이 급성 단계에서 벗어나 수개월에서 수년까지 장기간 지속되는 상태를 말합니다. 급성 염증이 외부의 상처나 감염에 맞서 빠르게 반응하고 회복하는 '착한 염증'이라면, 만성 염증은 별다른 자각 증상 없이 서서히 몸 곳곳에서 이어지는 '나쁜 염증'이라고 할 수 있습니다. 만성 염증은 혈관과 장기, 조직을 손상시키고 세포 노화와 면역계 교란을 유발해 결국 다양한 질병과 노화 과정의 근본 원인으로 작용합니다.

만성 염증이 우리 몸에 주는 위험은 매우 큽니다. 대표적으로 다음과 같은 질병과 깊은 연관이 있습니다. 먼저 대사성 질환으로 비만과 당뇨병이 있고, 자가 면역 질환으로 류마티스 관절염과 전신 홍반 루푸스 등이 있으며, 피부 질환으로 습진과 건선, 신경 퇴행성 질환으로 알츠하이머성 치매가 포함됩니다. 또한 암도 유발하는데, 유방암, 간암, 대장암, 전립선암, 위암, 난소암, 피부암 등 다양한 암의 발병 위험이 증가합니다. 정신 건강 문제로 우울증과도 연관성이 있습니다. 이외에도 심혈관 질환, 만성 피로, 노화 등에 영향을 줍니다.

만성 염증은 일반적인 급성 염증과 달리 조직 손상과 회복이 반복되면서 원상 회복이 어려워지고, 면역계의 과잉 반응과 혼란을 초래해 장기적으로 건강을 위협합니다. 염증 수치가 높을수록 위에 언급한 여러 질병의 발병 위험이 높아집니다.

만성 염증의 치료와 관리에는 약물 치료, 생활 습관 개선, 면역 조절 치료 등 다양한 접근이 있습니다. 그중에서도 혈장교환술은 체내 염증 유발 물질과 독성 단백질, 자가 항체 등을 직접 제거하는 특수한 시술로 주목받고 있습니다.

2. 혈장교환술의 원리

혈장교환술은 사람의 혈액에서 '혈장'만 분리하여 제거하고, 알부민이나 신선동결혈장으로 교체하는 방식을 말합니다. 이 과정에서 급성 및 만성 염증을 유발하는 염증성 사이토카인, 자가 항체, 면역 복합체, 독소, 미세 플라스틱 등이 효과적으로 제거됩니다. 일반적으로 1회 시술로 혈장 내 용해 성분의 약 63%가 제거되며, 2회 또는 3회 시술 시 86~95%까지 제거할 수 있습니다.

따라서 혈장교환술은 만성 염증성 탈수초 다발 신경병증, 길랭~바레 증후군, 전신 홍반 루푸스 등 자가 면역 질환이나 난치성 만성 염증 상태의 증상을 완화하거나 급성 악화를 방지하는 데 매우 중요하게 활용하고 있습니다. 또한 간 이식이나 신장 이식을 하는 경우 조직 적합성 항원 항체 반응을 해결하기 위해 이용합니다. 혈장교환술은 단기간 내 염증 물질 농도를 30~90%까지 감소시켜 기능 회복과 삶의 질 향상에 기여한다는 연구 결과도 있습니다. 최근에는 이러한 치료 효과에 힘입어 만성 저등급 염증과 노화 관련 웰니스 분야에서도 혈장교환술의 가능성을 탐색 중이나, 아직 장기간의 임상 연구 결과는 부족한 상황입니다.

3. 결론: 맞춤형 치료 계획의 중요성

만성 염증은 조기 발견과 관리가 어려운 '은밀한 건강의 적'

입니다. 뚜렷한 자각 증상 없이 진행되는 경우가 많아 방치되기 쉽습니다. 그래서 각종 질병과 노화 진행에 핵심적인 역할을 하기에 대비하고 관리해야 한다는 인식이 점점 커지고 있습니다.

혈장교환술은 이러한 만성 염증의 원인 물질을 신속하고 효과적으로 제거하는 치료법입니다. 특히 기존 치료에 반응하지 않았던 난치성 만성 염증 환자에게 주목할 만한 선택지가 될 수 있습니다. 체내에 축적된 염증 유발 물질을 직접적으로 제거함으로써 증상 완화와 질병 진행 억제에 도움을 줄 수 있습니다.

그러나 혈장교환술을 모든 환자에게 적용할 수 있는 것은 아니며, 환자의 상태와 질환의 특성에 따라 효과와 안전성이 다르게 나타날 수 있습니다. 따라서 전문의와의 충분한 상담을 통해 환자의 상태를 정확히 평가하고, 치료의 필요성과 기대 효과를 신중히 검토한 후 개인 맞춤형 치료 계획을 수립하는 과정이 반드시 필요합니다.

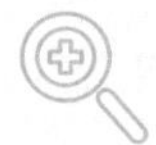

미세 플라스틱 축적과 혈장교환술

1. 일상 속 미세 플라스틱의 실체

미세 플라스틱은 환경과 인체 건강에 심각한 위협으로 대두되고 있습니다. 미세 플라스틱은 크게 두 가지로 구분됩니다. 처음부터 미세한 크기로 제조되어 사용되는 1차 미세 플라스틱과, 대형 플라스틱 폐기물이 자연 환경에 의해 잘게 부서져 만들어지는 2차 미세 플라스틱입니다. 크기가 5mm 이하인 이 작은 플라스틱 입자는 대기, 수질, 음식물 등을 통해 인체에 유입됩니다. 그리고 우리 몸속에서 만성 염증과 산화 스트레스를 유발하는 것으로 알려져 있습니다.

우리나라의 바닷모래, 해수, 강물 등에서 미세 플라스틱은 흔하게 검출됩니다. 한국의 연간 1인당 플라스틱 소비량은 130~140kg에 달해 세계 1위 수준으로 알려져 있습니다. 2022년 식품 의약품 안전처 발표에 따르면, 우리나라 국민은 하루 평균 약 16.3개의 미세 플라스틱을 섭취한다고 집계되었습니다. 먹는 샘물과 병입 수돗물에서도 일부에서 미세 플라스틱이 검출되었습니다.

서울시립대 연구 팀은 인간 피부 유래 세포 실험을 통해 미세 플라스틱에 노출된 피부 세포에서 연접 구조 약화, 세포 외 기질 파괴 등 피부 건강 위험성을 확인했습니다. 또한 서울 도심 대기 중에서도 다양한 종류의 미세 플라스틱이 검출되었다는 연구 결과가 있습니다.

2. 인체에 미치는 영향

미세 플라스틱은 면역계 혼란, 조직 손상, 심혈관 및 신경계 질환 위험을 높이는 등 다양한 건강 문제를 유발하고 있습니다. 물리적으로는 소화기계를 자극해 점막 손상 및 염증, 괴사 면역 문제 등을 일으킬 수 있으며, 화학적으로는 비스페놀 A나 프탈레이트 등의 첨가제로 인해 인체의 발암 가능성이 증가하고 생식기계 기형이 유발될 수 있습니다. 특히 크기가 작은 미세 플라스틱은 체내에 더 많이 축적되어 독성, 세포 손상 및 만성 질환의 위험성을 높입니다.

3. 미세 플라스틱 제거의 새로운 가능성

최근 혈장교환술이 미세 플라스틱을 인체에서 직접적으로 제거할 수 있는 새로운 치료 방법으로 주목받고 있습니다. 혈장교환술로 체내 혈액에서 혈장만 분리하여 제거하는 치료가 가능합니다. 혈장 내 염증성 사이토카인, 자가 항체, 독성 단백질 등을 물리적으로 제거할 수 있습니다. 일반적으로 1회 시술 시 혈장 내 성분의 약 63%를 제거하며, 반복 시술을 통해 86~95%까지 제거할 수 있습니다.

2025년 독일 드레스덴 대학이 연구하여 Brain Medicine이라는 의학 저널에서 발표한 결과에 따르면, 21명의 만성 피로 환자에게 피로와 연관된 혈장 속의 물질을 제거하기 위해 혈장교환술을 시행하고 체외로 제거된 혈장을 확인한 결과, 여러 종류의 미세 플라스틱이 검출된 것으로 알려졌습니다. 이 연구는 혈장교환술로 미세 플라스틱을 제거할 수 있다는 사실을 확인한 최초의 연구입니다.

미세 플라스틱은 혈액과 조직 내 염증 반응을 증폭시켜 건강을 위협합니다. 혈장교환술을 통해 염증 유발 인자와 독성 물질 농도를 감소시키면서 미세 플라스틱까지 제거한다면 미세 플라스틱에 의한 여러 인체 내 악영향을 직접 해결할 수 있기에 기대가 커지고 있습니다.

그러나 미세 플라스틱으로부터 인체를 보호하기 위해 또 하나 중요한 부분은 근본적인 예방입니다. 혈장교환술과 같은 치료적 접근도 의미가 있지만, 무엇보다 미세 플라스틱의 발생 자체를 줄이는 것이 가장 근본적인 해결책입니다. 일회용 플라스틱 사용을 최소화하고, 재사용 가능한 용기를 선택하며, 플라스틱 제품의 올바른 분리배출과 재활용을 실천하는 등 일상생활에서의 작은 변화를 시작하고 그것이 축적될 때 큰 효과를 만들어 낼 수 있습니다.

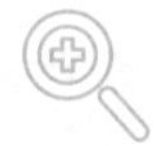

노화를 해결하기 위한 방법, 혈장교환술

1. 노화의 이해

노화란 생명체가 시간의 흐름에 따라 신체 기능과 세포의 성능이 점차 저하되는 자연스러운 생물학적 과정입니다. 노화 이론은 크게 세 가지로 나뉩니다. 첫째, 유전적 프로그램 이론으로, 수명은 유전자에 의해 이미 예정되어 있다고 봅니다. 둘째, 손상 축적 이론은 자유 라디칼, 단백질 변성, 세포 손상 등 외부 및 내부 요인이 분자와 세포를 손상해 세포 기능이 저하된다고 설명합니다. 셋째, 노화 세포 이론은 노화 세포가 체내에 축적되면서 만성 염증을 유발하고 조직 기능 장애를 초래해 노화가 진행된다고 주장합니다.

노화는 아직 공식적으로 질병으로 인정되지는 않고 있습니다. 따라서 현재로서는 노화를 치료할 수 있는 질병으로 간주하지 않습니다. 하지만 미래에는 노화마저도 질병처럼 해결하고 극복할 수 있는 것으로 바라볼 수 있지 않을까요?

'노화를 되돌릴 수 있느냐'는 질문에 대한 현재 과학적 합의에 의하면 '완전히 되돌리는 것'은 불가능하지만, 노화 속도를 늦추거나 일부 기능을 회복하여 건강 수명을 연장하는 것은 가능하다고 합니다. 최근 연구들은 노화 관련 인자를 제거하거나 노화 세포를 제거하는 '세놀리틱스' 약물 개발, 혈장교환술 같은 치료법의 가능성을 보여 주고 있습니다.

2. 혈장교환술의 항노화 효과

혈장교환술은 혈장 속에 포함된 노화 관련 노폐물, 염증성 사이토카인, 독소 등을 혈장과 함께 제거한 뒤, 제거한 혈장량만큼 깨끗한 동결 혈장 또는 알부민 용액으로 대체하는 치료법입니다. 최근의 임상 연구에서 혈장교환술은 체내 생물학적 나이를 평균 1.32년에서 최대 2.6년까지 감소시키는 효과를 보였습니다. 특히 노화 세포에서 분비되는 노화 유발 인자를 줄여 세포 노화 전이를 막고, 면역 기능을 강화함으로써 만성 염증을 완화하는 것으로 나타났습니다. 또한 혈장 속에는 노화 유발 단백질과 손상된 단백질들이 축적되어 있는데, 이를 알부민 용액으로 교체하면 핵심적인 회춘 효과를 낸다는 동물 실험 연구도 있습니다.

동물 실험에서 나이 많은 쥐의 혈액에 존재하는 각종 인자가 어린 쥐의 혈액으로 유입되면 어린 쥐의 간, 신장, 골격근 세포와 조직에 세포 노화를 유발해 간 섬유화, 신장에서 근위 신세관 손상 및 근력 감소 등을 유발해 노화를 가속화한다는 사실이 발견되었습니다. 즉, 혈액 내 노화 세포에서 유래된 물질들이 손상되지 않은 DNA와 충분히 긴 텔로미어를 가진 어린 동물의 세포와 조직의 노화를 유도할 수 있다는 사실이 확인되었으며, 나아가 '노화 세포 유래 물질의 전달'이 개체의 노화 및 노화와 연관된 질환의 원인이 될 수 있다는 연구 결과도 밝혀졌습니다.

한편 노화 유발 인자를 생산하는 노화 세포는 복합적 스트레스에 의해 정상 세포가 변형되며 생성되는데, 특히 노화 세포는 나이가 들수록 증가합니다. 이러한 노화 세포는 만성적 염증성 환경을 유도하고, 지속적으로 조직 손상을 유발해 개체의 노화를 촉진한다고 알려져 있습니다. 또한 이 연구로 알부민 교환 후 늙은 생쥐의 뇌, 간, 근육 조직 세포 재생이 촉진된다는 사실이 확인되었는데, 이는 사람에게도 혈장교환술을 통해 기능이 개선될 가능성이 있다는 것을 시사합니다. 혈장교환술은 본래 자가 면역 질환이나 혈액 질환 치료 목적으로 시작되었으나, 현재는 피부 상태 향상, 만성 피로 해소, 신체 활력 증진 등 노화 방지를 목적으로도 적용되고 있습니다.

3. 혈장교환술의 한계와 미래 전망

그러나 아직 혈장교환술의 노화 방지 효과는 대규모 임상 시험으로 충분히 검증되지 않았습니다. 장기간 안전성과 지속 효과에 대한 연구가 더 시행되어야 합니다. 따라서 혈장교환술은 노화 관련 인자를 제거하는 하나의 유망한 방법으로 여겨지나, 의학적 판단하에 신중하게 접근해야 합니다.

요약하자면, 노화를 완전히 되돌리기는 어렵지만 혈장교환술과 같은 방법으로 노화 관련 독성 인자를 제거하여 생물학적 나이를 낮추고 세포 재생을 촉진함으로써 노화를 억제할 수 있을 것으로 기대됩니다.

Part 4.

미래를 여는 밸런스 역노화

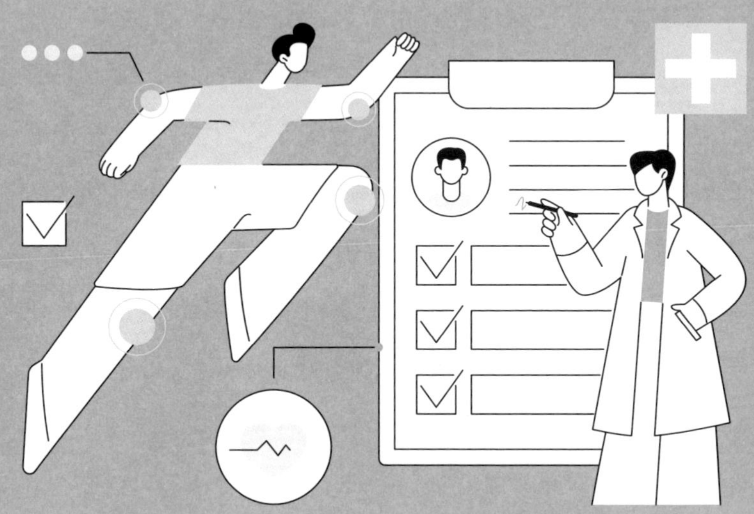

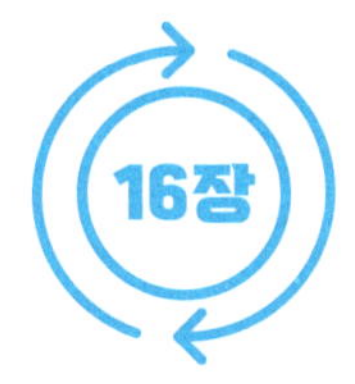

밸런스 역노화 프로그램
진단에서 맞춤 치료, 생활 습관 교정까지

항노화 루틴을 설계하고 실행하는 데 있어, 정기적인 병원 검진은 필수입니다. 그러나 그 사이 일상에서 스스로 상태를 점검하고 변화의 단서를 놓치지 않도록 주의하는 일 또한 중요합니다. 자가 진단은 단순한 체크리스트가 아니라, 자신의 몸에 대한 '감각'을 길러 주는 훈련이기도 합니다. 우리 몸은 노화의 신호를 다양한 방식으로 보내는데, 이를 민감하게 인식하고 적절히 반응하는 것이 건강한 노화 관리의 핵심입니다. 결국 가장 정확한 건강 센서는 자기 자신의 감각이며, 매일의 작은 관찰이 쌓여 장기적인 웰빙의 토대가 됩니다.

일상 속 자가 진단 체크 포인트

다음은 일상생활에서 매주 또는 월 1회 정도 스스로 점검해 볼 수 있는 자가 진단 항목입니다. 각 항목은 신체적·정신적·미용적 측면에서 변화 여부를 민감하게 감지할 수 있도록 설계되었습니다.

● 수면의 질: 잠드는 데 걸리는 시간, 수면 중 깨는 횟수, 아침에 느끼는 개운함.

● 피로감: 평소보다 쉽게 피로해지거나 회복이 늦는 느낌.

● 피부 상태: 탄력, 홍조, 여드름/트러블, 안색 변화.

● 소화 기능: 포만감 지속 시간, 더부룩함, 식후 피로.

● 관절 및 근육 상태: 뻣뻣함, 관절 통증, 움직임 둔화.

● 기억력 및 집중력: 단기 기억력, 멍해지는 시간, 집중력 유지.

● 기분 변화: 짜증/우울함 빈도, 스트레스 회복 속도.

● 체중 및 복부 둘레: 갑작스러운 체중 증가 또는 근육량 감소.

이 항목들을 주기적으로 체크하고, 평소와 다른 점이 있다면 루틴을 조정하거나 병원에서 추가 검사를 받아 보는 것이 좋습니다.

☐ 아침에 일어났을 때 개운한 느낌이 들지 않는다.

☐ 평소보다 피부가 칙칙해 보인다.

☐ 평소 하던 운동을 할 때 피로가 빨리 온다.

☐ 기억력이 약해지고 자주 깜빡한다.

☐ 특별한 이유 없이 기분이 가라앉는다.

☐ 체중이 2kg 이상 변동했다.

☐ 잠들기까지 30분 이상 걸린다.

☐ 식후 소화가 더딘 느낌이 잦다.

이 중 3개 이상에 해당된다면 현재 루틴을 점검하거나, 염증 수치나 생체 나이 분석 등 병원 기반 검사를 병행하는 것을 권장합니다.

루틴 효과를 수치로 확인하는 방법

자가 진단은 주관적인 감각 위주이지만, 여기에 정량적 수치를 결합하면 더 정확하게 평가할 수 있습니다. 다음과 같은 검사는 항노화 루틴의 전·후를 비교하는 데 효과적입니다.

● 염증 지표: CRP, IL-6, TNF-α.

● 산화 스트레스 지표: 8-OHdG, MDA.

- ● **혈관 및 심혈관 건강**: LDL/HDL 비율, 혈관 탄성도.
- ● **후성유전학적 생체 나이 측정**: 평균 1~3년 단위 추적 가능.
- ● **피부 진단 기기로 촬영한 탄력/모공/멜라닌 지표 변화**

이런 지표들은 단기적으로는 피부나 활력 수준, 장기적으로는 대사 질환·심혈관 질환 예방에 중요한 기준이 됩니다.

평가 후 루틴 조정의 원칙

진단 결과에 따라 루틴을 바꿔야 할 경우, 다음의 원칙을 고려하여 조정합니다.

'줄이는 것'부터 먼저 조정하라

피로감이 심해지면 운동 강도를 낮추고, 수면 시간을 늘리는 방법이 우선되어야 합니다.

하나씩 바꿔라

동시에 여러 항목을 바꾸면 원인을 추적하기 어렵습니다. 단계별로 하나씩 바꿔 가며 원인을 추적할 수 있도록 합니다.

적어도 3~4주 후 평가하라

루틴 변경의 효과는 일정 시간이 지나야 나타납니다. 최소 3~4주 후에 평가해야 효과를 제대로 확인할 수 있습니다.

이런 조정 과정을 통해 루틴은 점점 개인 맞춤화되고, 삶의 변화에 맞게 진화합니다. 그리고 이 과정이야말로 항노화의 본질, 즉 '내 몸을 아는 힘'을 기르는 여정입니다.

결론: 나를 아는 것이 가장 강력한 도구

노화를 늦추기 위한 수많은 기술과 치료법이 있지만, 그 시작점은 언제나 '나 자신'입니다. 내가 어떤 상태인지 알고, 어떤 방향으로 변화하고 있는지를 파악하는 능력이야말로 항노화의 가장 강력한 도구이자 과학적인 전략입니다.

자가 진단은 매일 거울을 들여다보듯 자신의 내면을 관찰하는 일입니다. 그렇게 매일 조금씩 점검하고 기록하는 습관이 당신을 오래도록 젊고 건강하게 만들어 줄 것입니다.

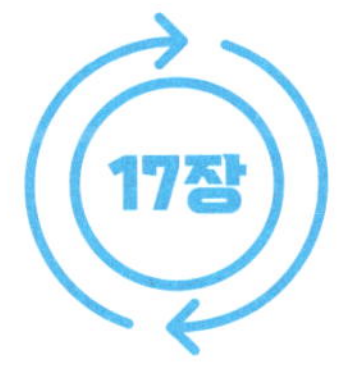

17장

나만의 역노화 루틴
늙되, 균형 있게 늙는 법

노화는 누구에게나 찾아오지만, 그 속도와 양상은 사람마다 다릅니다. 어떤 이는 관절 통증을 먼저 느끼고, 또 다른 이는 피부 변화나 피로감을 먼저 겪습니다. 같은 나이라 해도 유전, 식습관, 수면의 질, 스트레스, 환경적 요인 등 다양한 원인에 따라 '노화의 얼굴'은 제각기 다르게 나타납니다. 따라서 항노화 전략 역시 모두에게 똑같은 처방이 아닌, 개인의 신체 상태와 생활 습관에 맞춘 개인 맞춤형 루틴이 되어야 진정한 효과를 발휘할 수 있습니다.

루틴 설계의 출발점: 정확한 노화 평가

먼저 자신의 현재 상태를 객관적으로 파악해야 합니다. 단순히 '요즘 피곤하다'는 느낌이나 '피부가 안 좋아진 것 같다'는 감각적 판단이 아니라, 혈액 검사, 염증 지표, 생체 나이 분석 등 정량적 데이터를 기반으로 한 평가가 필요합니다.

예를 들어, 후성유전학적 생체 나이를 측정하는 검사는 우리가 흔히 알고 있는 '연령'과는 다른, 실제 세포 수준에서의 노화 정도를 보여 줍니다. 어떤 사람은 60세지만 생체 나이가 50세일 수 있고, 반대로 40대임에도 55세의 생체 나이를 가질 수도 있습니다. 이처럼 과학적 분석으로 '느낌'이 아닌 '현실'을 기준 삼아 루틴을 구성할 수 있습니다.

루틴의 기본 골자

맞춤형 항노화 루틴은 보통 4가지 축을 중심으로 구성됩니다. 첫 번째는 '항산화 및 면역 조절 전략'입니다. NAD$^+$, 글루타치온, TPE, 고용량 비타민 등으로 세포 환경을 개선합니다. 두 번째는 '재생 자극 프로그램'입니다. 줄기세포, 엑소좀, PRP 등 조직 회복을 유도하는 치료를 포함합니다. 세 번째는 '생활 습관 최적화'입니다. 수면, 식단, 스트레스, 운동 루틴 등을 일상에 녹여 내는 부분입니다. 마지막으로 '정기적인 피드백과 측정'이 중요합니다. 생체 지표 변화를 추적하고 루틴을 조정합니다.

각 항목은 개인의 건강 상태, 목표, 나이, 재정 상황에 따라 다르게 설계됩니다. 예를 들어, 이미 만성 질환을 가진 60대는 염증 억제와 기능 보완에 집중하고, 40대 초반의 여성이라면 미용적 측면과 회복력 강화에 중점을 둘 수 있습니다.

결론: 루틴은 평생 프로젝트다

노화는 피할 수 없지만 늦출 수는 있습니다. 그 시작은 자신의 상태를 명확히 아는 것에서부터 출발하며 그 다음은 그에 맞는 루틴을 꾸준히 실행하는 단계로 이어집니다. 항노화 루틴은 단기 치료가 아니라, 장기적인 삶의 전략이자 투자입니다. 루틴은 변할 수 있고 수정되어야 하며, 그렇게 매번 진화해 가는 과정 속에서 우리는 더 오래, 더 건강하게, 더 아름답게 살아갈 수 있습니다.

A씨는 52세 여성으로, 최근 피로감 증가와 피부 탄력 저하를 호소하며 내원했습니다. 기본 검사 결과, 후성유전학적 생체 나이는 56세로 측정되었고 염증 지표(CRP, IL-6)도 경미하게 상승한 상태였습니다. 이에 따른 루틴 설계는 다음과 같았습니다.

- **1개월 차(집중 회복기)** 고용량 비타민 C + NAD$^+$ 정맥 주사 주 1회, 엑소좀 스킨 부스터 시술 2회, 저염 식단, 고단백·항산화 식품 중심 식단, 수면 루틴 점검 및 멜라토닌 보충
- **2~3개월 차(유지 및 안정기)** 혈장교환술 1회 + 후속 분석, 기능의학적 영양제 복합 섭취 시작, 주 2회 근력 운동 + 요가 병행, 스트레스 완화 프로그램(호흡 훈련)
- **3개월 후 재평가** 생체 나이 측정에서 2.7세 감소, 수면 시간 평균 50분 증가, 주관적 활력도, 피부 탄력 만족도 개선

이렇듯 루틴은 고정되어 있지 않으며 '검사 → 실행 → 피드백 → 재설계'의 사이클로 순환되어야 합니다. 이는 평생 관리로 연결되는 웰니스 전략의 핵심입니다.

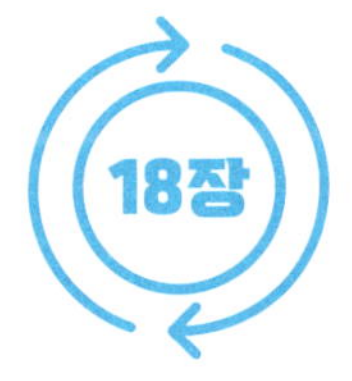

균형 잡힌 노화, 그 끝없는 여정
가장 오래 젊게 사는 법은 '균형'이다

우리는 흔히 노화를 막거나 되돌려야 할 무언가로 생각합니다. 주름을 펴고, 기력을 되찾고, 예전 몸매로 돌아가는 것—이런 목표가 '역노화'의 핵심처럼 느껴집니다. 하지만 이 책이 말하고자 하는 역노화는 단순히 시간을 되돌리는 것이 아닙니다. 노화를 이해하고 받아들이되, 내 몸과 마음의 균형을 다시 세우는 것, 그것이 바로 이 책이 말하는 '밸런스 역노화'의 핵심입니다. 나이 듦에 저항하기보다는 나이 들어 가는 과정에서 더 건강하고 온전한 나로 살아가는 길을 찾는 것입니다.

정교해지는 역노화 기술

NAD$^+$, 줄기세포, 엑소좀, 혈장교환술, 후성유전학 시계, 맞춤형 루틴과 자가 진단까지—우리는 이미 다양한 과학 기술을 활용해 노화의 속도를 늦추고, 삶의 질을 높이는 방법을 알고 있습니다. 그리고 이와 같은 기술은 앞으로 더 빠르게, 더 정밀하게 발전할 것입니다.

예를 들어, 혈액 속 엑소좀의 유전자 구성을 분석하여 개인별 염증 패턴에 맞게 시술하거나, 후성유전학적 생체 나이 변화를 실시간으로 모니터링해 루틴을 자동 조절하는 시스템도 가까운 미래의 현실이 될 것입니다.

결국 중요한 것은 '삶의 태도'

아무리 좋은 치료법과 기술이 있어도, 그것을 지속하고 유지해 나가는 일은 결국 '나 자신'이 해야 합니다. 나를 돌보고 있는가, 내가 나를 얼마나 잘 알고 있는가, 나를 위해 시간과 에너지를 충분히 쓰는가—이 모든 것이 항노화보다 더 중요한 삶의 핵심 역량입니다.

'밸런스 역노화'는 내 몸과 마음이 균형을 잃지 않도록 도와주는 철학입니다. 각종 치료와 기술은 도구일 뿐, 나의 태도가 중심이 되어야 합니다.

당신은 이제 스스로 질문할 수 있습니다.

- 나는 지금 몇 살처럼 살고 있는가?
- 나는 앞으로 어떤 삶을 살고 싶은가?
- 나는 나의 생체 리듬, 감정, 식사, 수면, 인간관계를 잘 조율하고 있는가?

이러한 질문에 스스로 답할 수 있다면, 이미 당신은 '밸런스 역노화'의 여정을 시작한 것입니다. 이제 남은 것은 '실천'입니다. 아주 작은 것부터 시작하세요. 하루 10분 스트레칭하기, 설탕 한 스푼 줄이기, 일주일에 한 번 일기 쓰기 무엇이든 좋습니다. 작은 습관 하나가 미래의 나를 바꿉니다.

결론: 가장 오래 젊게 사는 법은 '균형'

이 책이 말하는 역노화는 기술이 아니라 태도이고, 전략이라기보다는 삶의 방식입니다. 늙음을 부정하거나 두려워하지 않고, 그 과정을 이해하며 건강하게 준비하고 관리하는 것. 그것이 바로 진정한 '노화의 반대'로 가는 길입니다.

이 여정을 함께해 주셔서 고맙습니다. 앞으로도 우리는 계속 젊게, 오래, 아름답게 살 수 있습니다. 단, 균형을 잃지 않는다면.

노화, 역노화?

'죽느냐 사느냐, 그것이 문제로다.'

세익스피어의 '햄릿'에 나오는 유명한 문구가 이제는 우리 앞에 현실로 다가오고 있습니다. 삶을 스스로 선택할 수 있는 시대가 오고 있다는 말입니다. '노화할 것이냐, 아니면 역노화로 갈 것이냐.' 하는 문제를 선택할 수 있는 시대가 도래하고 있습니다. 1925년 초파리의 성장과 수명이 빛의 세기에 따라 영향을 받는다는 연구를 시작으로 분자, 세포 및 시스템 수준에서 노화의 특징에 대한 다양한 연구가 진행되었습니다.

이런 연구들을 종합하여 최근 발표한 노화의 10가지 특징은 다음과 같습니다.

1. 유전체 불안정성Genomic Instability

2. 텔로미어 길이 감소Telomere Shortening

3. 후성유전체 변형Epigenetic Alteration

4. 단백질 항상성 상실Loss of Preteostasis

5. 자가 포식 기능 이상Compromised Autophagy

   (스스로 노화 세포를 제거하는 기능의 문제)

6. 미토콘드리아 기능 이상Mitochondrial Dysfunction

7. 세포 노쇠Cellular Senescence

8. 줄기세포 고갈Stem Cell Exhaustion

9. 세포 간 신호 전달 변형Altered Intercellular Communication

10. 영양 조절 문제Nutritional Dysregulation

　이후 세월이 흘러 2000년대 초반부터 노화에 따른 질환을 치료하려는 기업들이 만들어지면서, 전 세계적으로 많은 기업들이 항노화와 관련된 다양한 분야에서 연구를 진행하고 있습니다. 이런 기업들은 유전체, 후성유전체, 전사체, 단백체, 대사체 등을 모두 포함한 오믹스 연구를 활용하여 노화 예방 및 진단법 개발, 노화 관련 유전자 발굴, 노화 관련 유전자 조절 항노화 신약 개발, 세포의 자가 포식 및 손상된 미토콘드리아를 제거하는 미토콘드리아 자가 포식을 촉진하는 약물의 탐색 등을 연구하고 있습니다. 이중에 최근 노화와 관련하여 가장 주목받고 있는 분야는 바로 세포를 다시 젊게 만드는

'세포 역노화'입니다. 역노화 연구는 세포 노화에 대한 이해와 노벨상에 빛나는 유도만능 줄기세포iPSC에 기반을 두고 있습니다. 2006년 4개의 전사 인자인 OSKMOCT4, SOX2, KLF4, c-Myc을 이용하여 체세포를 유도만능 줄기세포로 재프로그래밍하는 데 성공하면서 역노화 연구는 엄청난 발전을 시작했습니다.

노화는 거스를 수 없는 현상으로 치부되던 시기에서 이제는 노화를 치료하는 시대로 가고 있습니다. 『노화의 종말』, 『역노화』, 『죽음의 죽음』 등 여러 도서에서 그 증거를 제시하고 있습니다. 노화된 세포나 조직을 다시 젊고 건강한 상태로 되돌리는 과학 기술이 발전하면서 역노화의 시대가 열리고 있습니다. 노화의 진행을 늦추는 데 집중하는 기존의 항노화(안티에이징)에서 실제로 생리의학적으로, 또 조직의 수준에서 신체를 젊어지게 만드는 역노화의 시대로 전환되고 있습니다.

앞장에서 설명과 함께 사례를 제시한 역노화의 주요 원리와 기술에 관한 내용을 간략하게 정리하면 다음과 같습니다.

세포 리프로그래밍

유전자 조작이나 특정 단백질(예: PDK1) 억제를 통해 노화된 세포를 젊은 세포로 전환하는 연구가 진행 중입니다.

유전자 가위

유전자 조작을 통해 질병 발생을 해결하고 세포를 지속적으로 유지할 수 있게 하는 방법이 이미 이용되고 있으며 이에 관한 연구도 지속되고 있습니다.

줄기세포와 엑소좀

줄기세포를 이용해 조직을 새로 만들어 내고 기능을 되돌리는 연구와 줄기세포에서 분비되는 엑소좀을 이용하여 세포의 노화를 되돌리는 방법도 있습니다.

후성유전체 조절

DNA의 구조 변화 없이 유전자 발현을 조절해 노화를 역전시키는 방법도 연구되고 있습니다. 하버드대 데이비드 싱클레어 교수팀 등은 후성유전체 이상을 노화의 원인으로 지목하며, 유전자 변형 없이도 노화 억제가 가능하다고 밝혔습니다.

혈장교환술

혈액 속에서 혈장만을 제거하고 알부민 용액으로 교환하는 방법을 이용하여 노화 좀비 세포를 제거하고 세포 활성화를 유발하는 방법도 이용되고 있습니다.

NAD⁺

미토콘드리아의 활성을 회복시키고 에너지 생성의 효율을 높여 노화를 억제하고 되돌리는 방법도 연구하고 있습니다.

미토콘드리아 이식

에너지 플랜트로 불리는 미토콘드리아를 이식해 장기의 노화를 되돌리고 지속적으로 기능하게 하는 방법도 있습니다.

감정 메커니즘 조절

불안, 우울 분노 등의 감정과 메커니즘의 조절에 대한 세포 및 약물 연구가 진행되고 있으며 뇌 기능의 향상을 위한 다양한 연구가 이루어지고 있습니다.

화장품 및 생활 기술

피부 세포의 자가 포식(세포 내 노폐물 재활용)을 촉진하는 펩타이드 등, 일상에서 적용할 수 있는 역노화 화장품 기술도 개발되고 있습니다.

역노화는 이미 실험실과 동물 모델에서 성과를 내고 있습니다. 인간 세포, 인공 피부 및 동물 등에서 역노화 기술의 효과가 입증되고 있으며, 아직 초기 단계이지만 인간을 대상으로도 조금씩 적용되고 있습니다. 하지만 이 과정에서 발생할 수 있는 윤리적 문제와 안전성의 문제를 간과해서는 안 됩니다. 암 발생과 같은 부작용을 최소화하는 안전장치의 개발이나 장기간에 걸친 효과와 부작용에 대한 연구가 필요합니다. 또한 이미 초고령화 사회로 접어든 대한민국에서 역노화 방법들은 건강 수명의 연장, 노년 삶의 질 향상과 같은 다양한 분야에서 산업적·사회적 관심이 증가하고 있습니다.

최근에는 AI 기술을 활용한 역노화 및 노화와 연관된 질환의 예측과 치료에 대한 연구도 활발히 진행되고 있습니다. AI를 이용한 노화 예측 기술은 사람의 생체 신호, 생물학적 자료, 유전자 검사 등을 통해 얻은 다양한 정보를 분석하여 개개인에게 맞춤형 노화 예측 모델을 만드는 것을 말합니다. 이를 이용하면 노화에 따른 질환 발생 가능성을 개인별로 예측할 수 있고, 예방 및 치료도 가능해질 것으로 기대됩니다.

최근의 역노화 연구들은 노화에 따른 신체 변화를 확인하고 노화와 관련된 질환을 예방 및 치료하는 기술을 발전시킬 것으로 예상됩니다. 이런 역노화 기법들은 앞으로 인류의 건강과 복지를 향상시키는 데 큰 역할을 할 것입니다.

밸런스
역노화

초판 1쇄 | 2026년 3월 20일

지은이 | 박상훈, 오한진, 김한나

발행인 | 유철상
책임편집 | 성도연
디자인 | 주인지
마케팅 | 조종삼

펴낸 곳 | 상상출판
출판등록 | 2009년 9월 22일(제305-2010-02호)
주소 | 서울특별시 동대문구 왕산로28길 37, 2층
전화 | 02-963-9891(편집), 070-8854-9915(마케팅)
팩스 | 02-963-9892
전자우편 | sangsang9892@gmail.com
홈페이지 | www.esangsang.co.kr
블로그 | blog.naver.com/sangsang_pub
인쇄 | 다라니
종이 | ㈜월드페이퍼

ISBN 979-11-6782-235-2(13510)
© 2026 박상훈 · 오한진 · 김한나